任之堂中医入门12讲

余 浩 著

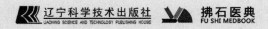

辽宁科学技术出版社
LIAONING SCIENCE AND TECHNOLOGY PUBLISHING HOUSE

拂石医典
FU SHI MEDBOOK

图书在版编目（CIP）数据

任之堂中医入门12讲 / 余浩著. — 沈阳：辽宁科学技术出版社，2023.1
ISBN 978-7-5591-2732-7

Ⅰ.①任…　Ⅱ.①余…　Ⅲ.①中医学－普及读物　Ⅳ.①R2-49

中国版本图书馆CIP数据核字（2022）第162765号

出版发行：辽宁科学技术出版社
　　　　　北京拂石医典图书有限公司
地　　址：北京海淀区车公庄西路华通大厦 B 座 15 层
联系电话：010-57262361/024-23284376
E-mail：fushimedbook@163.com
印 刷 者：河北环京美印刷有限公司
经 销 者：各地新华书店

幅面尺寸：170mm×240mm
字　　数：218 千字　　　　印　　张：14.75
出版时间：2023 年 1 月第 1 版　　印刷时间：2023 年 1 月第 1 次印刷

责任编辑：李俊卿　　　　　　责任校对：梁晓洁
封面设计：黄墨言　　　　　　封面制作：黄墨言
版式设计：天地鹏博　　　　　责任印制：丁　艾

如有质量问题，请速与印务部联系　　联系电话：010-57262361

定　　价：68.00 元

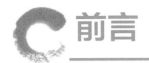 前言

　　2020年春，全国百姓都处在新型冠状病毒肺炎（简称：新冠肺炎）的影响中，应时之需，任之堂组织一百多名医务人员，借助线上平台，为一千多位病人进行网络咨询，缓解他们的心理压力，同时借用病人身边现有的药品和食材，利用中医理论，帮助这些病人渡过难关。

　　在这次义诊中，我们发现了很多问题，许多病人缺乏基本的养生知识，对中医缺乏基本的了解，面对病毒的肆虐，大家处在焦虑之中，身心疲惫，不能冷静处理，沉着应对。在结束义诊活动后，我当即许下心愿：用十二天的时间来为大家串讲中医！一则带领大家打发每天多余的时间，二则让更多的人了解中医，学习中医，运用中医。

　　在此发心下，疫情期间我借助直播平台，用十二天的时间，为上万名中医爱好者串讲中医基础知识，将个人对中医肤浅的理解分享给大家。不少听众听完课后，开始认识中医、了解中医和学习中医。

　　现应众多听众的要求，将疫情期间在直播平台上串讲中医的十二堂课内容整理出来，以文字版的形式和大家见面，便于大家参考和学习。

　　感谢任之堂幕后的文字整理团队，因为有了他们的辛苦努力，才有了今天的文字版本，也希望疫情早日过去，祝愿地球上所有的人早日摆脱新冠的影响，回归到正常生活状态。

　　如果你愿意，让我们一起携手，共同为中医的发展而努力，惠及百姓，造福苍生！

任之堂主人：余浩

2022年4月18日

目录

第1堂课　中医眼中的人和世界

　　大家好！在新冠肺炎疫情期间，很多人被隔离在家，不能上班。利用这段时间，我们聊聊中医，把我对中医的理解分享给大家。希望能够帮助大家顺利渡过疫情隔离期，疫情之后，以饱满的精神迎接工作和生活。

　　在此我想用12天的时间，每天1个小时，通过12堂课，把整个中医的脉络梳理一下，也跟大家分享一些我对中医的认识。如果想通过这12个小时把中医学得很好，也不太现实。但是，我们可以给大家建立一个框架，让大家知道，原来中医是这样的。因为现在有很多人对中医有误解，这一次治疗新冠肺炎，中医治疗取得了很好的疗效！但还是有些病人，宁愿病情加重，也不愿看中医、喝中药，这是对自己生命的不负责任。其实，中医是中华民族的文化瑰宝，而中国优秀的传统文化在中医理论中是保存最完好的。我们要复兴中国优秀的传统文化，一定要好好地去了解中医，于人于己都有好处。

　　今天我们第1堂课谈的是"中医眼中的人和世界"。

　　学习中医，我们要了解古人是怎么学习的。古代做学问分为大学和小学。

　　小学指8岁以上的儿童学习洒扫、应对、进退等基本礼节和礼、乐、射、御、书、数之类的文化课。

　　洒扫，就是洒水扫地，泛指家务事。我们现在的年轻人很多家务都不会做，在古代，儿童8岁以上就开始学做家务，这是小学的课程，不是大学的课程。应对和进退是迎送客人之类的礼节，这也是古代小孩要学的。我们现在应对礼节这一块儿，很多人都不太明白，这是短板，也是我们短缺的东西。礼、乐、射、御、书、数，这六艺是中国古代儒家要求学生掌握的六种基本技能。礼是礼节，乐是音乐，射是射箭技术，御是驾驭车马的技术，书是书法，数是算术。

古代8岁以上的孩童要学会驾驭车马的技术，这就相当于我们现在的考驾照。小孩子8岁就开始学习六艺这些课程，到15岁之后可以进入大学，开始学习大学的课程，学习伦理、政治、哲学等"穷理正心，修己治人"的学问。

《礼记·大学》记载了做学问的态度和次序："古之欲明明德于天下者，先治其国；欲治其国者，先齐其家；欲齐其家者，先修其身；欲修其身者，先正其心；欲正其心者，先诚其意；欲诚其意者，先致其知，致知在格物。物格而后知至，知至而后意诚，意诚而后心正，心正而后身修，身修而后家齐，家齐而后国治，国治而后天下平。"治国—齐家—修身—正心—诚意—致知—格物，它是有顺序的，基础在格物上面。

什么叫格物呢？格物是要寻找事物的"本"，知道万事万物的"本"之后，方为致知。《礼记·大学》中这样记载："自天子以至于庶人，一是皆以修身为本。其本乱而末治者，否矣。其所厚者薄，而其所薄者厚，未之有也。"

"此谓知本，此谓知之至也。"格物的目的是要"知其本"，"知本"之后才能"知至"。

"所谓诚其意者，毋自欺也。"现在很多时候我们不能"诚其意"，叫自欺欺人。自己一个事情没明白，没弄清楚，就给别人说，叫自欺欺人。古人做学问是非常严谨的，古人学中医也是，我们学中医也需要非常严谨的态度。

大学里面要求的态度是"穷理正心，修己治人"，格物要诚意，诚意就是毋自欺，不要自己欺骗自己。知本就是要知道万事万物的本源、事物的根本，这样才能知至。对待学问要如切如磋，如琢如磨。切、磋、琢、磨：治骨曰切，象曰磋，玉曰琢，石曰磨。切磋，本义是加工玉石骨器，引申为讨论研究学问；琢磨，本义是玉石骨器的精细加工，引申为在学问道德上钻研深究。学习中医也要如切如磋，如琢如磨，反复推究，反复去钻研深究。

如果我们不去探究事物的本源，往往会道听途说，认为医道已了。很多人看到网上传播一些验方、偏方，他没有去验证过，就疯传起来，这是极不负责任的，这也叫自欺欺人。因为你自己都不知道有没有效，自己都没验证过这个东西合不合适，就大面积推广和传播，自己不明白叫自欺，大面积传播叫欺人。人要正心诚意，不能正心诚意的话就会自欺欺人。做学问是很严谨的，做中医也一样！

我们要去穷究其理，探索背后的原理，不要浅尝辄止，这就是格物。长时间的格物就会诚意，不会道听途说。

中医讲"左升右降"，我们看到太阳从东边升起，西边落下，太阳属阳、属阳气，我们人体的阳气也是东升西落，左升右降，与天地相对应。

我们反过来想想，太阳真的是东升西落吗？太阳东升西落是怎么造成的呢？地球除了围绕太阳公转之外，还会自西向东自转。人生活在地球上，虽然感觉不到地球的自转，但实际自己的身体是自西向东绕地球自转轴转动的。那么地球自西向东转一周，人就自西向东绕地球一圈。所以生活在地球上的人在跟随地球自西向东自转的时候，就会觉得太阳是从东边升起西边落下，其实东升西落是"错觉"。

有一个极端的例子，在北极圈内某些时候没有丝毫的太阳光，这样的场景可达6个月，这就是极夜，每天24小时都是晚上。此时在南半球的南极呢？正好相反。因为此时南极正好是极昼，也长达6个月，每天24小时的白昼，所以我们看到太阳是东升西落，左升右降。那么生活在北极的人是怎么理解地球的运行呢？我们看到大自然现象的时候，就一定要思考背后的原理，不能浅尝辄止，要穷究其理。

当我们尝试穷究其理的时候，就会发现我们看到的不一定就是真实的，我们听到的不一定就是对的。所以现在网上、群里传播的很多消息，我们稍微冷静思考一下，就会发现有些是假的。很多事情和现象并不是我们想的表面层次的那个意思，它背后还有其他意思存在。

我们嘴巴尝到的味道也不一定都是对身体有益的味道。我们为什么会想到要尝这些味道呢？因为这是我们自己选择的。我们选择自己想看的、想听的、想了解的一部分，这不是完整的真相，只是你自己想了解的一部分。还有很多你不想了解的，你没看到的。所以唯有正其心，穷其理，不自欺，才能感知到事物的本质，从而达到知至的状态。

任之堂做了很多次装修，每次装修都会买很多木材和板子。很多板材表面上都很漂亮，贴了层木纹纸，拿锯子锯开后才发现里面都是颗粒，是由锯末压成的。就算是一张整的实木木板，你把它锯开看，也是木纤维构成的。所以这个木头，我们从细微角度看的话，不要被木头的表象所迷惑。从深层次看，它都是"颗粒"，都是木纤维。

人活在世上，往往被表象所迷惑。这个表象非常具有迷惑性，它会变化成各种各样的外形。所以你如果不去看破表象，追求内部实质问题的话，你所看到的永远只是一个象。这个象是什么东西呢？是别人思想的一个投射。

可能大家不好理解这句话。比如说这个板子，纤维板也好，密度板也好，是制造者通过实施他的想法造出来的。这个纤维板就是制造者通过加工制造出来的物件，它就是制造者的思想投射。实木板是木工通过设备加工制造出来的。所以我们要看到实物现象的背后最核心的东西，聚集起来它是木板，锯开来看它是锯末。木板也好，锯末也好，它还是由木纤维构成的。

那么木纤维细胞是什么构成的呢？按现代物理学讲的话，所有细胞再往下分就是原子，原子又细分为原子核、核外电子，原子核再细分下去，就是质子和中子……

当我们通过木板这个原理看世界本源的时候，我们可以尝试去理解中国古代的一种思想——精气学说，这个精气就是万物的根本。精气学说又称为元气论，是研究精气内涵、精气运动及其规律，阐述产生宇宙万物的本源和发展变化的哲学理论。精气学说是对古代影响最大的哲学理论之一。

所谓气，是无形的、不断运动的、变化的物质，是极其细微和分散的，所以古人称之为无形。它和道家思想中的"道"是相似的，道也是构成万物的本源。

《清静经》说："大道无形，生育天地。大道无情，运行日月。大道无名，长养万物。"一切都是由精气构成的，精气是无形的，这个无形的物质通过"聚"的作用聚合起来，聚则成形，慢慢形成有形的世界。这个有形的世界也是由能量构成的，只因为它聚合在一起，因缘而聚。当"缘尽"的时候，也会散掉。就好像一粒沙子，把它跟其他沙子黏合起来，拌成水泥，成为水泥板；这个水泥板经过风化之后，它还会成为沙子。

所有聚在一块的东西都有"成住坏空"，有周期的。一切物质的变化都有无形的能量在聚散离合，万事万物变化不息，万物无常。所以当我们躺在草地上，看天空中的白云，一会像羊，一会像马，一会像鸡，一会像凤，一会像龙……白云时刻在变化，它也是聚散离合。实际上人也是这样的，我们人一辈子要经历很多的生离死别、聚散离合，都是通过能量的聚合离散来体现的。

《金刚经》（全称《能断金刚般若波罗蜜经》）里有四句偈语："一切有为法，如梦幻泡影，如露亦如电，应作如是观。"我们要用如是观的视角去看这个世界的一切变化，这样就不会有太多的执着心。我们把"一切有为法，如梦幻泡影，如露亦如电，应作如是观"这四句话连起来看，我给它起名为"观电影法"。就好像我们看电影里的生死离别，看电影里的聚散离合，看电影里的人一辈子的生活场景，我们都知道这是假的，这是电影。

实际上我们生活的这个三维的世界，就像一部立体的电影。我们每个人既是电影的主角，也是这个电影的导演，在导演着一部属于自己的电影。当以这种心态看电影的时候，你会发现人如果太进入角色的时候，就会很痛苦。所以我们要做到用"应作如是观"的心态看这个世界。

鲜花，我们从微观的角度看，它属于能量构成的，也是精气构成的，它的背后也是道衍化出来的；房子是能量构成的，也是精气构成的，也是道所衍化出来的；身体、汽车、手机、大粪等等也都是精气，都是道。

当我们觉得这一切东西都有美丑善恶的时候，这就是相。我们要看到它的背后都是能量，都是精气，都是道所衍化的产物。所以我们反复心念执着，看到的就是"着相"。修佛人的当破执扫相。"无住无相，信心清净，则生实相"。当你不再执着这些鲜花、房子、豪车、手机、大粪，不再产生分别心的时候，你才会看到背后最本质的东西，叫作"实相"。

实相者，即非相。若见诸相非相，即见如来。当我们破了这个实相的时候，我们再去感受所有事物背后相同的东西的时候，我们的思想就会定下来，就不会被这些相所左右，不会再产生一些贪欲。《金刚经》有一句话："应无所住而生其心。"当你的心不停留在相上、不停留在任何事物上的时候，就是"无欲则刚"。

当你看明白背后的原理之后，以出世的心，入世的形式，就不会再执着于入世的事情。比方说，吃馒头、吃包子、吃油条、吃面条是一个东西，吃饭是为了活着，但活着不是为了吃饭，这样，你看很多事情的时候，就不会被很多的表象所左右，你的心境就更宽阔一些。

大家都包过饺子，每个人包的饺子形状都不一样，有的人包得很好看，有的人包得很不好看，有的人包得很花哨，有的人会放点硬币或其他的东西进去。

这个世界为什么多姿多彩？就跟包饺子一样，同样的饺子馅和饺子皮，为什么包出这么多花样出来？其实呢，每一个饺子对应的是一个人的思想，叫意识的投射。如果你从本质上来看的话，就是面粉，就是能量；但是从形状、从相来看，这些相是人们的心造出来的。

我们看这个世界这么缤纷多彩、千姿百态，各种房子的形状不一样，各种衣服的颜色不一样、款式不一样，鞋子的款式不一样，有的很时髦，有的很老土，有的很破，有的很旧。有的事物很高大，有的事物（比如小草）却很矮小。有的花很漂亮，有的花很香，有的花有臭味。其实，这背后都是由思维创造的，叫意识。人有思维，也是意识；所有植物也有意识，叫生命，或者生命意识。这个意识的投射会产生各种各样的相出来。

我们看一个人写字，如果写得中规中矩，那么这个人性格也是中规中矩；如果这个字里面有"刀光剑影"，那么这个人可能很豪放、有魄力。通过字的形状就可以判断这个人的性格。这个字就是相，相由心生，所以看到表象，是心意识的投射。

月球上面没有生命，没有人，没有植物，没有动物，没有意识的参与，所以月球一年三百六十五天都是一个样子，没有变化。只有心意识参与之后，才能变化出多姿多彩的世界。

这个世界，除了有形的世界和无形的能量之外，一定有心意识的参与，这个意识可以创造出很多相出来。而这个相是由能量转化出来的，由道转化出来的。道是无，空中生妙用，这个"无"可以转化为"有"，转化出这个有形的世界，叫"聚则成形"。我们要足够理性地来看待这个世界，这个能量，这个精气，它聚则成形，构成了有形的世界。

所有有形的世界、有形的物质，都是由能量构成的，所以《道德经》说："道可道，非常道。名可名，非常名。无名天地之始，有名万物之母。"这个"无"就是无形的能量，是"天地之始"。这个"有"，有形的能量，是看得见摸得着的，就是"万物之母"。这个有形的物质，我们称之为能量聚合体。这个能量聚合体，它"散则成气"，可以回归到无形的能量状态。这就是一个有形和无形的相互转化。

有形和无形是一体的，有形、无形只是密度不一样，感觉似乎不一样，但其实是一样的。就跟冰块一样，冰块是有形的、摸得着的、硬邦邦的，当冰块融化成水，变为水蒸气、变为云彩之后，我们就认为云彩和冰块不是一个东西。其实冰块和云彩，它的核心成分都是 H_2O，都是水分子，是一个东西。我们普通俗人认为云彩很漂亮，冰块没有云彩漂亮，其实冰块、水、云彩是一个东西，只是外表的相和形态不一样。如果你把冰块做成冰雕，雕成一个房子，雕成一个车，这个房子、车其实也是冰块，跟天上的云是一个东西，都是由水分子构成的。

所以，这个世界就是无形的世界和有形的世界相互转化。无形和有形是一体的，是一个东西。在转化过程中，有意识的参与，因为意识的不同，造出的相也不同。

蜜蜂的蜂巢是正六边形的，非常漂亮。如果人工来建造，不用机械，纯手工来造，是造不出这么漂亮的蜂巢的。那么蜜蜂为什么能造出这么漂亮的蜂巢呢？因为蜜蜂有意识的参与，所以它能非常精细地造出这种大小合适的、适合它装蜂蜜的、适合蜂王培育的蜂巢，这是意识参与。

无形的能量向有形的相转化的时候，当有意识参与的时候，就能变化出无穷无尽的东西。这个世界上有太多的生命体存在，有无穷的生命力存在，所以能创造出无穷无尽的相，这些相的背后全是意识，能量加上意识构成了缤纷多彩的世界。

海螺形状长得非常漂亮，是因为有意识参与进来。因为它的意识参与，所以它的形状就很不一样。就好像房子，同样是钢筋、水泥、混凝土，一个是设计师设计出来的，一个是普通老百姓设计出来的，那么两个房子的形状、市价和舒适度肯定是不一样的。所以有些企业在招人的时候，说人才能决定一切，因为没有人的话，没有意识参与，那么一切能量都是无序化的。

聚则成形，散则成气。当有意识的参与时，这个无形的气的运行也会变得有规则。所以会练气功的，会打太极拳的，都是在引导体内的气按照一定的方向、一定的规律运行，从而达到治病养生的效果。因为这个气，无形的气和有形的物质，都是由能量构成的，所以说这个意识可以将无形的能量转变为有形的多姿多彩的世界。同样的，这个有形的多姿多彩的世界，当有意识的参与时，它也可以变得有序化。这又说明什么呢？

我们如果有意识地去引导体内无形的气的运行，它可以起到很好的治病作用。相反，如果我们体内的气没有正常的意识参与，意识很混乱，那么这个气的运行也是混乱的。同样是能量，同样是沙子、钢筋、水泥、混凝土，不同的人盖出来的房子不一样。同样是气，意识不一样，那么这个气在体内的运行也不一样。

在这次新冠肺炎流行过程中，我们通过网络咨询，发现很多人非常恐惧和焦虑。当恐惧和焦虑时，你体内所呈现出来的气是乱的。恐则气下，当你心意识很混乱，没有定力的时候，那个气也是乱的，有形的身体跟气的相互作用也是乱的。

要想将身体健康的水平提高一个层次的话，必须要提升思维意识，把它调到好的状态，这个有形的身体才会好，体内无形的气才会正常有序地运行。所以一定要把这个思维意识、心意识提升到一个新的高度上去。

关于新冠肺炎，有很多网络媒体报道一些虚假信息，或者夸大信息，扰乱视听，让国人产生恐慌的心理。其实当这些意识进来，我们自身的意识被扰乱后，即使很小的一个病，都有可能被这个意识打垮。只有心定之后，这个心意识非常清净之后，身体和这个气才能正常有序地运行，身体才能好得更快。

要足够理性地看待这个世界，一定要足够理性，不要人云亦云。

《道德经》说："道可道，非常道。名可名，非常名。无名天地之始，有名万物之母。故常无欲，以观其妙，常有欲，以观其徼。此两者同出而异名，同谓之玄，玄之又玄，众妙之门。"前面讲过，这个"无"就是空，就是无形的。这个"有"是有形的。一个是天地之始，一个是万物之母。

下面一句"常无欲，以观其妙"，就是说无形的，我们称为道之体，它可以演化成万物，我们所看到的万物都是道演化出来的。大道无形，生育天地，道演化出来的，我们称之为妙，它有妙用，佛家说空中生妙用。

这个道之体可以演化万物，那么怎么体会它的妙呢？"常无欲，以观其妙。"当你清净无欲的时候，你体会这个大道的妙趣，会发现它太奇妙。就好像小孩子，没有欲望，很清净，他会有很多的问题，因为他认为这个世界非常奇妙。因为道可以演化出所有的东西，那么有形的世界呢？它为道之用。一个是用，一个是体，借这个用去体会道的根本，就是这个窍，通过这个窍，通过这个窗口，通过这个通道，可以去体会道的存在。

"常有欲，以观其徼。"一方面要非常清净无欲地去体会妙的存在，另一方面要非常专一地通过这个有形的世界去琢磨，去如切如磋，如琢如磨，去体会背后道的存在，体会这个无欲和有欲的状态。无和有呢？两者同出而异名，同谓之玄，玄之又玄。它们两个是一体的，无和有原本为一体，都是道。身体呢？我们有形的身体和无形的气，它是一体的，可以相互转化。

有欲、无欲说明什么呢？这是针对心意识说的，与外界无关。我们要认识这个道，体会这个道，与外界无关，是我们心意识上的。中医调神，调的是我们这个意识，这个神的层面。那么中医调气呢？调的是我们体内无形的气。如果肝气郁结，肺气虚，肾气虚，中医可以调气，比如可以疏肝理气。中医也可以调形，调有形的身体，调我们这个精。比如说，当这个精亏的时候，这个有形的物质不够的时候，就没法向气转化，向气的转化就弱。所以说，长期手淫的，同房过度的，长期操劳过度，精亏的，身体很瘦的，就会气不够。

因为精可以向气转化，有形向无形转化，气往上可以养这个神，道家称为炼精化气，炼气还神。精可以转化为气，气可以养这个神。精、气、神三宝，精能化气，气能养神，神能驭气统精。这个神，包括我们的心意识。我们前面讲过，有形的世界多姿多彩，与心意识有关系。因为心意识参与，所以有形的世界多姿多彩。

那么体内无形的气呢？当有了心意识参与，无形的气既可以有序运行，也可以很混乱。中医讲，怒则气上，思则气结，恐则气下，喜则气缓，都与情志、心意识和神有关系。所以这个有形的精，有形的身体，也与神有关系。这无形的气，它的运行也与神有关系。精能化气，气能养神，这个神能够驭气统精。所以一个病好不好治，就看你神足不足，看病人的眼睛，看眼神；只要神足，他就能驭气统精，他的身体就好得快。如果神不足，你再怎么治都是没用的，因为他没有神了。

《礼记·大学》里有一段话，"知止而后有定，定而后能静，静而后能安，安而后能虑，虑而后能得。"这个就是在讲心意识。知止，这个"止"是什么？我们以经解经的话，《礼记·大学》里面有这么一句话，"止于至善"。何为至善？事物准则，极其纯粹，是曰至善。所以要用极其纯粹的心来学习中医，以无欲观中医之妙，当归、柴胡之玄妙；有欲观中医之窍，用极其纯粹的心去研究中医里面的方法，它的窍门是用极其纯粹之心来医病治人。不要考虑这种治疗方案费用高能多赚点钱，那种方案费用低赚钱少，要止于至善，以无欲来观疾病的产生。

其实疾病的产生也是很玄妙的，很有意思的。为什么发汗？为什么咳嗽？为什么背痛？为什么胃胀？为什么大便黏？为什么口苦？为什么眼花？……所有这些都是表象，它背后都是很玄妙的。当你用极其纯粹之心来研究这些表象，研究这些疾病的时候，你会发现它确实很有意思。然后有欲以观疾病的解决之法，如切如磋，如琢如磨，这个时候就可以了解疾病背后的道理，穷究其理。用极其纯粹之心来体悟生活，感受世界之本源，自然虑而能得。

止于至善，看起来非常容易，其实非常难做到。因为我们在做任何事情的时候都有很多顾忌，最后把初心磨灭了。"机关算尽太聪明，反误了卿卿性命。"

当以极其纯粹之心、极其纯粹的念头来处理很多事的时候，你会发现这个世界是很有意思的。《道德经》叫"复归于婴儿"，这时候你的笑容会像小孩子一样非常灿烂，你会活得非常舒适，你会感受到别人感受不到的东西。

我们最后总结一下，希望通过这一个小时的课，让大家对这个世界有一个认识——跟以前不一样的认识。中医，按古人授课的阶段来看，是15岁以后进入大学的课程。要想学中医，就要穷理正心，修己治人；要穷究其理，然后要学会格物。格物，王阳明讲是格去物欲。《清静经》讲，常能遣其欲，而心自静；澄其心，而神自清。自然六欲不生，三毒消灭。

格去物欲之后，还要去追求事物的真理实相，用这种格物的态度去追求事物的真理时，我们就不会人云亦云。用另一个词叫诚意正心，诚意就是毋自欺，不要自欺欺人。当格物知道事物的本之后，才能自知。

最后一个叫如切如磋，如琢如磨！对任何一个中医的问题，去反复地切磋，反复地琢磨，不能人云亦云，别人说怎么回事就是怎么回事，一定要去穷究其理，追求真理实相，这是一种学习态度。

最后要止于至善，要用极其纯粹之心去学习中医，用极其纯粹之心来治病救人，用极其纯粹之心来体验生活。

最后祝福大家，复归于婴儿，像小孩子一样过得开心，过得快乐！

　　大家好！今天我们继续这次学中医的课程。今天下午分享的是中医的阴阳。

　　记得我刚上大学的时候，对于阴阳的概念一头雾水，因为从来没有接触过阴阳五行，所以总觉得这是不科学的，是糊涂的。直到大二、大三的时候，才慢慢理清楚这里面的道理。作为一个中医爱好者，如果没有系统学过中医，要了解阴阳的话，也是很困难的。

　　如果问一个普通的老百姓，或者稍微了解一些中医的人，什么是阴阳呢？他就会说天为阳，地为阴。按照《黄帝内经》（简称《内经》）来说，积阳为天，积阴为地。清阳往上升，积阳为天；浊阴往下降，积阴为地。

　　这个阴阳中的"阳"字，旁边是个"日"字，是太阳的意思。这个"阴"字旁边是个"月"字，代表月亮。日就是阳，月就是阴，日月就是阴阳。日代表阳光、温暖，白天代表阳气；而晚上看到的月亮，代表的是阴冷，没有温度的，为阴。

　　夏天天气炎热，酷暑给人的感觉是万物生长得很茂盛，阳光很充足，这就是阳，暑热属阳。冬天很寒冷，万物凋谢，大量的冰霜覆盖，这就是阴，严寒属阴。热属阳，寒属阴，寒暑就是阴阳。

　　男人和女人，男人属阳，女人属阴。男人阳刚之气，虎背熊腰，说话声音很粗犷；女人有阴柔之美，说话声音低一些，细一些。从外表形态来看，男人有阳刚之气，女人有阴柔之美，男人属阳，女人属阴。

地上的水是流动的，阴性的。这个水被天上的阳光照射，气化升到天上去后，变为云，云是流动的，它给人是阳的感觉。所以，地气上为云，云为阳；天气下为雨，雨为阴。这些常识在我们生活中很容易被理解，也很容易被接受。这些基本的东西，能不能指导医学呢？它和中医有什么关系呢？这就需要我们深入思考。

老百姓都知道，山有阳坡和阴坡（图2-1）。阳坡有阳光照射，温度高，向阳花木早逢春，所以阳坡上植物长得茂盛一些；而阴坡呢，太阳光照得少，水是冷的，农民称为冷水田，它不长庄稼，不出货。老百姓都知道阳坡向阳的植物长得好，阴坡长得不好，长得不茂盛，冷水田不出货，所以这个阴阳的概念对种植农作物也有帮助。

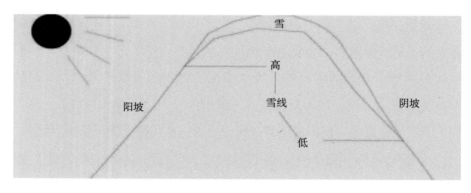

图2-1　山的阳坡（属阳）和阴坡（属阴）

我们学中医的时候，去粗略地了解这些阴阳的划分，对阴阳的理解是有帮助的。那么问题来了，这些阴阳和中医有什么关系？这也是我们刚开始学中医时候的困惑，也是我上大学时候的困惑。这天地、昼夜、寒暑、男女、上下、阳坡和阴坡……跟中医有什么关系？和看病有啥关系呢？所以，如果没有学过传统文化，没有去琢磨其中的门道的话，他可能就认为这样理解很不科学。如果不深入思考，不明白其中的原理的话，就会说我们中医是在忽悠人，就不愿意去接受中医治疗，宁死都不愿意接受中医治疗。

其实中医理论源于哲学，天地、昼夜、寒暑、男女、上下……是以哲学的思维方式归纳出"阴阳"。记住啊，它是哲学的思维方式。爱因斯坦曾经说过，"哲学可以被认为是全部科学之母"，就是说哲学是一切科学的基础。

那么阴阳科学吗？因为它是以哲学思想为基础归纳出来的阴阳的概念，所以中医是科学的。

那么哲学能做什么呢？它能研究宇宙，研究人生，研究思维方法，它的层次更高一些。前面我们讲过，道是无形的、无相的，那么天地万物这些有形的事物是用"道"通过"聚"而形成的，所以说大道无形生育天地，大道无情运行日月。

那么天地就是阴阳，日月即是阴阳。可以说，大道无形，运行阴阳。

《易经·系辞上》里说："一阴一阳谓之道。"了解了阴阳就是道所引化出来的产物，就明白阴阳是通于道的，这就好办了。很多人对阴阳的理解会琢磨到阴阳对立上面去，比如说，有人执着于好和坏，善和恶，执着于美和丑，执着于胖和瘦。其实好坏、善恶、美丑都是阴阳对立的两个方面。如果说始终处在阴阳对立角度的话，这时候就很难理解阴阳背后的道，所以要想接近于道，必须要破相，必须要知道所有的阴阳对立背后都是道。阴阳是对立的、矛盾的，但却是统一的，是道所衍化出来的，是道的两个方面（图2-2）。

无形的道，中医称为精气。无形的道，无形的精气，通过聚的作用，从无形到有形，慢慢聚集起来变成一个混沌的状态。这个混沌的状态会分开，清阳为天，浊阴为地，分为天地，分为阴阳。这个混沌的状态，我们称为"太极"。那么在形成太极之前的这个无形无相、弥散整个虚空的、无处不在的、极其精细的、极其精微的，就叫无极，称为道。因为没办法来描述它，所以我们没法用任何形状、任何形式、任何语言来描述道，它也是无极。

道 ➡ 阴阳 ➡ 万物

从无形无相的道（精气），经过聚的作用，变为一个混沌的状态，然后是一个积阳为天，一个积阴为地……

无极（道）—太极（混沌）—太极阴阳—三生万物

道（无极）　　太极（混沌）　　太极阴阳　　万物

阴阳者，天地之道也，万物之纲纪，
变化之父母，生杀之本始，神明之府也。

图2-2　道与阴阳的演化

当道的能量慢慢聚集的时候，它会合并成一个相对混沌的状态，这个混沌的状态称为太极。这个太极呢，轻的部分往上浮，浊的部分往下沉，分出阴阳。就这个图，分阴阳之后，我们称为太极阴阳图。

分阴阳之后，阴和阳之间相互转化，相互交融，就化生万物。所以说，阴阳者，天地之道也，万物之纲纪，变化之父母，生杀之本始，神明之府也。

为什么阴阳者天地之道呢？因为道所演化出来的是阴阳，阴阳再演化出来万物。为什么阴阳是万物之纲纪呢？因为万物是阴阳相互转化、相互推演而变化出来的，所以阴阳是万物之纲纪。变化之父母的意思是，所有的变化来自阴阳；一个父，一个母；一个阴，一个阳。所以阴阳是变化之父母。生杀，阴阳的相互交融产生"生"，阴阳的相互离绝产生"死"，所以称为"生杀之本始"。中医上说："阴阳离决，精气乃绝。"

阴阳相互交融之后才生化，阴阳相互转化之后，才能够生生不息。这段话大家可以好好琢磨一下。无形的道逐渐成为精气，成为空；然后再慢慢聚集变成一个混沌的状态，成为太极；这个混沌的状态再分阴分阳，我们称为太极阴阳图。我们常说的太极图实际上是叫太极阴阳图，它不是太极，它是太极的"儿子"，不能"认子作父"。

三生万物，就是说，从太极混沌的状态，清者往上，积阳为天，浊阴向下，积阴为地，发展为太极阴阳图；那么这个阴阳分离之后，它需要一个第三者参与，叫"三生万物"。

这"三"是什么意思？

这个三指的是意识。比方说，月球上面有太阳，是阳，有土壤，是阴，虽然阴阳存在，但没有生命体的意识。当没意识存在的时候，没办法化生万物，没法化生生命力出来。月球上没有任何植被、没有生命意识存在。所以，有阴阳，有水和火之后，还需要有意识，在阴、阳、意识这三者共同作用下才能转化万物出来。

人身小宇宙，既与道相通，也与天地阴阳相通，与天地万物相通，心在什么层面，就会感知到自己是什么。

人体像一个小宇宙，人就是宇宙的缩影，宇宙的浓缩，你所看到的一切，体内都有相对的映射。道，看不见，摸不着，我们体内也有道。太极是个混沌的状态，人体也有这个混沌的状态。大自然的万物生生不息，人体内也有很多生命存在，有组成生命的无数个细胞，有无数个细菌等其他生命体存在，人就是个小宇宙。

我们自己的意识存在于什么状态下，就能感受到什么东西。所以，很多人修佛、修道，那佛在什么地方呢？佛在我们体内。道在什么地方呢？道在我们的体内。阴阳太极在我们的体内，万物也在我们的体内。所以我们的心意识，跟什么层面相应，就感受到什么层面东西的存在。人就像一个收音机，这个收音机它需要调频，调频道。如果调到中央人民广播电台，它就接收中央人民广播电台的信息，播中央人民广播电台的节目；如果调到湖北人民广播电台，它就接收湖北人民广播电台的信息。这就是调频的问题。人体内有无数的信息，你的心意识跟哪个频道相应，就能感觉到对应信息的存在。我们会看到或听到外面很多信息，你的心意识跟哪个频道相应，你就会接收到什么样的信息。因为人的这个小宇宙和外在的这个大宇宙都是由能量构成的，能量的传递原本就是没有阻碍的，只有心与外在相应的时候，才能感受到外在的能量与体内相应。所以祸福无门，惟人自召。

如果你的心意识放在追求财富上，那么你内心反映的就是一个利益的世界，芸芸众生都在追求利益。如果你心意识放在慈悲上，你就会发现芸芸众生都很慈悲。如果心意识放在贪嗔痴上，你所看到的世界都是贪嗔痴。你心意识调的频道不一样，你所感召的能量也不一样，这些能量可以和你体内的能量产生共振。

有形的身体称为阴，无形的称为阳。所以中医经常说：胖人多痰湿，因为他阴气盛，有形的东西是阴；瘦人多火，因为阴多向阳转化，所以偏瘦的人精力充沛一些，因为阳气旺盛。从另外一个角度讲，胖人如果想要减肥的话，就要把自己体内的阴性物质多向阳转化；瘦人想长胖，就要把自己体内的阳性物质向阴转化。掌握了这个思路后，胖人只要多做一些阴向阳转化的事情和治疗方案，就可以减肥；瘦人多做一些阳气向阴气转化的事情和方案，也可以变胖。

气属阳，浮于上。精属阴，沉于下。在大自然中，积阳为天，积阴为地，在人体同样是这样。阳气浮于上，头为诸阳之汇；阴气沉于下，腹为诸阴之汇。头和腹就是两团能量，一团阴性能量，一团阳性能量。

这个问题要认真对待，我们要知道人体阳性物质主要集中在什么地方，阴性物质主要集中在什么地方。这个大的方向搞清楚之后，我们再去探讨阴阳的转换，如何去治病，这样一切都好办了。如果不这样，你会一直纠结在什么是阴，什么是阳；阴在什么地方，阳在什么地方；阴如何转化为阳，阳如何转化为阴。所以要记住人是两团能量，一团阴性能量，一团阳性能量。头是阳性能量聚合体，腹是阴性能量聚合体。

现在有个说法：人有两个大脑，头是阳性大脑，腹是阴性大脑。头和腹两团能量，一个在上为天属阳，一个在下为地属阴，一个属乾，一个属坤。所以知道了乾坤，知道了天地，知道了阴阳，然后再去理解，这样中医的很多概念就好理解了。腹部阴性物质向阳气转化，头部的阳气会越来越充沛。道家有个说法：白云朝顶上。就是说我们腹部能量气化之后，向头顶上汇集。还有相对应的一句话：甘露撒须弥。头顶阳气汇聚之后，它可以由阳向阴转化，就像撒须弥一样，对身体的所有部分都有滋养的作用。所以人体头和腹的阴阳转化就相当于大自然中的"地气上为云，天气下为雨"，就是道家的"白云朝顶上，甘露撒须弥"。

郑钦安在《医理真传·乾坤大旨》中说："乾为天，属金，纯阳也。称为老父、老阳、老子，又名曰龙。坤为地，属土，纯阴也。称为老母、老阴。乾坤交媾，化生六子。乾之初爻，乘于坤之初爻，而生长男，震也。乾之二爻，乘于坤之二爻，而生中男，坎也。乾之三爻，乘于坤之三爻，而生少男，艮也。故曰：乾道成男（初爻、二爻、三爻，喻乾金真精真气发泄之次序也）。坤之初爻，乘于乾之初爻，而生长女，巽也。坤之二爻，乘于乾之二爻，而生中女，离也。坤之三爻，乘于乾之三爻，而生少女，兑也。故曰：坤道成女（初爻、二爻、三爻，喻坤土真阴流露之度数也）。乾坤六子，长少皆得乾坤性情之偏，惟中男中女，独得乾坤性情之正。人秉天地之正气而生，此坎离所以为人生立命之根也。"（图2-3）

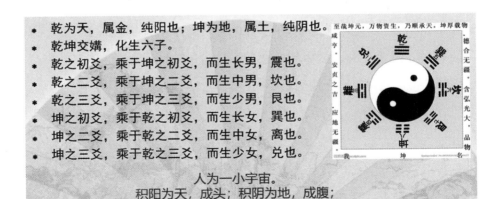

图2-3　阴阳八卦图

头，积阳为天；腹，积阴为地。阴阳两股气在体内相互交融，相互推演，变化出体内五脏六腑。卦象上看：头为乾，腹为坤。乾坤的相互交换，对人体的五脏六腑都有滋养作用。腹部的阴气可以气化，上达于头，给头部补充阳气；头部的阳气可以向阴转化，向下对人体五脏六腑起到滋养作用。

这中间有一个问题，就是体和用的问题。腹部虽然属阴，它是体阴，但它的用表现在阳上。因为腹部的阴性物质气化之后上升，这个升的过程就是阳。所以腹部是体阴而用阳。而头部是阳气汇集的地方，它要下降，就好像道家说的"甘露撒须弥"一样，它要滋养五脏六腑，所以它是体阳而用阴。这是之前很多中医理论没有解释清楚的地方。这其中涉及一个体和用的问题。

我们人体左侧有心、肝、肾，主血，属阴；右侧有肺、脾，主气，属阳。但我们中医称人体"左升右降"，为什么呢？因为人体左边的阴性物质会转化成阳性物质向上升，右侧阳性物质会转化为阴性物质向下降。所以左侧是体阴而用阳，右侧是体阳而用阴。

树也是如此，人活在天地之间，树也活在天地之间。树根可以吸收土地的养分、水分，通过树皮、树干向上输送，滋养树枝、树叶。如果树根烂掉的话就无法向上给树枝、树叶提供能量，这个树的树叶就枯黄了。过年之前，九针庄园里有一棵桂花树，叶子有点黄，搞林业的专家过来一看，说树根可能有虫。树根有虫，不容易吸收土壤的养分，树叶就开始黄了。所以，通过树叶的枯黄就可以判断树根是否出了问题。

树叶有光合作用，可以吸收空气中的阳光和能量，向下输送到根部去，给根部提供能量。有一种植物叫作豆科植物，豆科植物有固氮作用。什么叫固氮？它可以把空气中的氮向下输送到植物的根部，转化为营养物质。如果土地很贫瘠，种植一些豆科植物，可以让土地的氮含量提高。豆科植物有固氮的作用，这说明植物可以把空气中的外在能量向下输送。人也是这样的，头部的能量可以向下输送，腹部能量可以向上输送。树叶可以把外在的能量向根部输送，根部同样也可以把能量向上输送，是个阴阳对流的过程。

如果树根烂了，树叶就黄了。但是假如你把一棵树的树叶全部摘掉，不让它长叶子，即使树的根系再发达，树木很快也会死亡。我家里种的树被虫吃了，长一片叶子，虫就吃一片叶子，稍微发点芽就被虫给吃了，最后这棵树就被虫给吃死了。因为没有叶子，就没办法产生光合作用，把空气中的能量向根部输送，所以这棵树就死了。

整个大自然都是这样的，不光是树，在天地之间的所有生灵，所有植物、动物、人，这些生灵都需要两股能量，一个是从上往下降的能量，一个是从下往上升的能量，如同"地气上为云，天气下为雨"，两者必须同时具备。只升不降，土地很快就会干涸，植物都干死了；只降不升，地面上就全都是水，植物就被淹死了。阴阳二气，只有相互转化、生生不息之后，才能在天地之间形成一个氤氲之态，这个氤氲之态是一种潮湿的、弥漫的状态，可以滋养所有植物，有了这种氤氲之态，所有的植物才能长得茂盛。

热带雨林的气温高，水蒸气往上升，那里还经常下雨，所以也很潮湿。在这个氤氲之态下，植物长得也茂盛。在很多种茶树的地方，只要是经常白云飘飘的地方，雾气很多的地方，茶叶就长得非常好，不仅茶叶的味道好，产量也很高，这就是氤氲之态。

人体头部的阳气往下行，可以滋养我们的四肢及五脏六腑。如果阳气下行的时候通道被阻滞，或者源头出了问题，降不下来，那么相对应的地方就会出问题。

比方说中风偏瘫的病人，大脑与患侧肢体之间的能量无法传递，出现脑血管意外或者脑梗之后，脑组织坏死，能量无法释放到对应的肢体部位去，肢体得不到能量的温养，就会出现手脚发凉、四肢发凉。所以，很多中风偏瘫的病人，患侧肢体的体温比健侧要低一些。这个体温低一些，并不是因为患侧肢体的血液循环不好、供血不够，而是因为头部的阳气能量无法传递到患侧的肢体。治疗上第一要把这个通道疏通，比如通过刮痧，尽量把这个通道打开，让阳气能够过来；第二，修复脑组织，让它的功能尽快恢复，这样就好得快。

还有一种病，叫作胸椎错位。很多病人经常胸闷不舒服，到医院做检查，发现心脏没有问题，做心脏彩超，做冠脉造影，发现心脏的冠状动脉并没有堵，也没有狭窄，但是他却胸闷得很厉害。这不是心脏缺血导致的，而是背后胸椎的地方出现错位或者卡压，导致头部的能量没法通过中枢系统、神经系统来温养心脏，心脏缺乏头部供应的能量，所以出现胸闷难受。当把胸椎的卡压缓解之后，头部能量就可以非常顺畅地运行下来温养心脏，病人的胸闷就可以缓解，这在临床上非常常见。所以，整脊可以帮助很多胸闷的病人康复。

我曾经治疗过一个病人，腿疼，无论穿多厚的衣服、多厚的裤子，右腿都是冰凉的。吃了些补肾的药、温阳的药都不能解决问题。去医院做检查，发现腰椎的坐骨神经卡压得很厉害，医生说要做手术，把卡压的神经放松。病人做完手术之后，下肢的发凉立马就好了。所以说，当坐骨神经卡压之后，头部能量无法温养到下肢，下肢就出现疼痛发凉。这时我们可以通过正骨、敷药、手术等方式缓解神经卡压，阳气运行的通道顺畅之后，下肢疼痛、冰凉的症状就好转了。

大家可能会问，中医为什么要把神经扯进来？因为头部能量往下输送的时候，有好几个途径和通道。神经系统就是人体的"中脉"，印度瑜伽认为神经系统就是中脉，它是个能量的通道，不仅仅是神经的传导。

人体有足三阳经、足三阴经、手三阳经、手三阴经。手之三阴从胸走手，手之三阳从手走头，足之三阳从头走足，足之三阴从足走腹。那么，足三阳经从头走足，三条经络均没有入脑（督脉是入脑的，但这三条阳经没有入脑），这三条经络从头部往下，将头部的居表的阳气向下输送，如果经络所过之处郁滞不通，上连头，下连脚，中间所属之腑，都可能会出现不适。

胆经是往下降的，如果胆经不降，会出现偏头痛，头胀痛。当出现偏头痛、胀痛的时候，你在胆经所循行的路径去找瘀滞点，把它疏通之后，头痛就好了。胃经、膀胱经也是往下降的。

这里要讲一个概念，我们所说的三阳——足少阳胆经、足阳明胃经、足太阳膀胱经和《伤寒论》里的三阳是不一样的，不能搞混了。经常学医，学着学着往往就会把《伤寒论》里的三阳和我们人体的足三阳混在一块。

足三阳是从头走足的，它可以促进头部的阳气往下行。用脑过度之后，体内气机向上调动太过，有升无降，阳气郁积在上，脑袋就发热，就会静不下来，念头就会一个接一个，晚上睡觉就会多梦。心藏的是识神，脑藏的元神，当心神不清净的时候，脑袋就发热，人体上焦的气就不能往下走，身体的五脏六腑就得不到滋养。就好像长期不下雨的夏天，大地干涸。

很多人用脑过度就会掉头发，这个叫"聪明绝顶"。大家想想，为什么用脑过度会掉头发呢？因为用脑过度时，脑袋里就会像汽车的发动机一样，在不停地高速运转，产生大量的热。电脑里的CPU（中央处理器，central processing unit，简称CPU）上边都有一个风扇，用于给CPU降温。而当我们的脑袋产生大量的热时，也要散出去，不散的话脑袋就会烧坏了。用脑过度的人，长时间琢磨事，脑袋里的念头一个接一个，静不下来，那么他就会掉头发，是因为掉头发之后会散热。大家可以试一试，凡是掉头发的人，你摸一摸他的额头、头皮都是热乎乎的。这个掉发的目的就是散热，这是身体的自我保护。冬天头发长得很浓密，就能抵御外界寒邪，所以头发有保暖的作用、抵御外邪的作用、抗寒的作用。

如果思虑过度，这个阳气浮在上面，脑袋里面发热，心神就静不下来。所以要想把这个思虑过度导致的掉头发治好的话，那么首先要向内求，让心神清静下来，这时候脑袋上的头发自然就长出来了。

头部和腹部是两团能量。有一个叫王锡宁的脑外科医生，他在一次手术中，偶然从人体脑组织外观皱褶与肠组织外观皱褶有惊人的相似之处受到启发，通过移植"大陆板块漂移"学说，对人体解剖学进行系统的形态学比较研究。当他把人体的消化管腔与脑室管腔两套板块模型漂移对位重叠在一起时，发现两者解剖系统的构成存在严格的对称性。之后他用同样的方法证实：人体的泌尿、生殖、骨骼、循环系统解剖构造形态，在颈上人与颈下人之间也存在着严格的对称性。肠道外面的三焦，有人体最丰富的血管网络，它的血液循环是最丰富的。肚子上的脂肪是黄白色的，其实，它的血液循环是人体所有部位中最丰富的。肠道外面的神经系统也是非常丰富的。

腹部是阴精汇集之处，是人体能量储存的仓库。只要能够将腹部能量非常顺利地转化和利用，人体就能健康长寿。所以要想方设法帮腹部能量气化，这时候它才能向上升，才能濡养我们头部；然后头部很清静的时候，它的能量才能向下降，来濡养我们腹部，濡养五脏六腑。所以腹部是体阴，是用阳，往上升；这个头部是体阳，它要往下降，要用阴。

那么看腹部，长寿的标志是什么呢？腹如棉花，就是腹部摸起来非常柔软，叫腹如棉，这是健康的标志。如果说腹部摸着很板结，或者腹部周围、肚脐上下有很多的包块，这是阴性物质无法气化，无法化阳，转为阴实。腹部是阴性能量，那么阴性物质要气化的话，它需要阳性物质，所以腹部是最容易受寒的。只有腹部长期得到温暖的保护，它里面的阴性物质才不会凝固起来，才能向阳转化。

这个道理很简单，我们经常吃的猪油，如果是在温暖的、温度比较高的情况下，就会融化；如果在低温下，猪油就会凝固板结。这个猪油就是能量块。人体腹部的能量块也需要温度。寒性收敛，寒性凝固。现在很多女性喜欢穿露脐装，露腰、露肚子，寒气进入之后，就会导致腹部能量块变得板硬，形成硬结，一块一块的。如果已经板硬的，已经出现包块的，就需要经常去揉腹。

不要小看揉腹，通过揉腹，使能量块化解后，这个气就向上升，脑袋就清静。凡是腹部有包块的，大脑一定静不下来。为什么静不下来呢？因为大脑得不到下面阴性物质的滋养，就会静不下来。就好像一个人吃不饱饭，就会烦躁。只有当腹部能量转化为阳气，升到头部，大脑得到阳气的滋养，自然就会静下来。

所以越烦就越虚，越虚就越烦。中医有个说法，叫"精足不思淫，气足不思食"。越是经常想同房的，想男女之事的，他越是精亏。越精亏，就越想，虚火就会越亢，虚火越亢就会越想那些事。所以脑袋静不下来，妄念太多，与这个腹部有很大关系，因为腹部气化功能比较弱。

心神清静，无有恐怖，可以促进人体"天阳"化为甘露，滋养身体。静坐，静静坐下来，不要恐惧，不要着急，这时候大脑能量就会化为一些阴性物质，滋养身体。在新冠肺炎疫情期间，很多人稍微有些低烧，稍微有些咳嗽，稍微有些胸闷，就会担心自己是不是感染新冠病毒了。事实上，只有心很清静，没有恐惧感，身体抵抗力才会好，大脑的能量才能向下行，然后才能提高抵抗力。当你不清静，虚阳上浮的时候，人和外在宇宙之间就形成了一个屏障，这个屏障会阻碍你接收外在宇宙的能量，外在能量想进入体内也进不去。所以打坐，清静，无有恐怖，活在当下，都可以促进脑袋能量越来越足，同时化为甘露，滋养我们的身体。

适当的身体劳作，可以让你专注当下，放下诸多妄念。很多人总喜欢一直打坐，其实当你脑袋静不下来的时候，与其打坐，还不如非常专注地做手中的一件事。事事都是修行，都能让你达到入静的状态。你可以非常专注地写字，非常专注地刺绣，非常专注地切菜，非常专注地拖地……做任何事情都可以。只要非常专注地去做，把所有的注意力都放到一个点上，专注当下，这时候你的妄念就少了。当妄念少的时候，自然体内浮在上面的阳就往下降，化为甘露，滋养我们的身体。

当人在恐惧、焦虑的时候，整个阳就浮在上面，肺里面就很燥热，容易咳嗽，病情也会加重。如果你能很清静的话，其实人体就有"大药"，它自然而然就会从上往下降，化为甘露，滋养身体。

适当劳作还能生阳，可以促进腹部阴精的气化。很多人腹部有包块，凡是体内有包块的，一定是干活太少了。因为腹部是脾管辖的范围，脾主四肢，当四肢运动的时候，腹部就像一个中轴，四肢就像四个轮子，当四个轮子转起来的时候，中间的轴也会被带动起来。所以只要你经常干活，经常活动手脚，自然而然，你中间的轴就会转动起来，腹部包块也就化开了。

多干活，把浮躁的、烦躁的、焦虑的、恐怖的心放下来，体内自然清阳往上升，浊阴往下降，就能构成一个正常的循环。

我命由我不由天，知行合一方可证。腹部的阴性物质气化之后往上升，头部的阳性物质往下降，当你知道了这个原理并顺应这种规律，身体也就慢慢地好起来了。你只有知行合一之后，才能体会到其中的妙处。

动静之间，阴阳转换。当你运动的时候，或静坐的时候，体内清阳往上升，浊阴往下降，在阴阳之间形成氤氲之态，它可以滋养我们的五脏六腑。

《道德经》说："虚其心，实其腹，弱其志，强其骨。"这句话是很有道理的。虚其心，把心中的很多念头放下，把心腾空。实其腹，让气往下沉，气沉丹田，当上焦的阳气沉到下面的时候，才能气化下面的阴邪。弱其志，不要有太多的想法和念头，要心止于至善。强其骨，多动动，干干活，强壮筋骨。从这四个角度去做的话，我们的身体就算生病也会恢复得很快。

今天就讲到这里，我们稍微总结一下。

人是由能量构成的，天地也是能量构成的。天地有太阳、有月亮，有温暖、有寒凉，有酷暑、有寒冬，天地的阴阳与人体的阴阳是相对应的。所以当我们体内阳气不够的时候，我们可以借助天地的阳气来补养我们的阳气。当体内阴性物质不够的时候，可以借助外在的来补。

比如说，当你阳虚的时候，你要想你就是一团能量，体内阳气不够，那就需要借助外在的阳气。外在的阳气在什么地方找呢？在白天找。因为白天属阳，晚上属阴。白天多去活动，多去晒太阳，借助天地的阳气来补养体内的阳气。因为人和天地是息息相关的，是相通的，都是能量构成的。当你体内阴性物质不够的时候，口干舌燥，阴虚的时候，那么可以去找外边阴性的物质，我们吃的食物、瓜果，它们是阴性物质，我们喝的水也是可以补阴性的物质。白天属阳，太阳属阳；晚上属阴，月亮属阴。晚上早点睡觉、静坐，都可以吸纳天地的阴性物质，就可以帮你补阴。因为人就是一个小的能量团，和整个宇宙大的能量团是息息相关、一一对应的。你只需要放下一些我执，心存至善，接收外面的能量，你自然而然就不会阴虚，也不会阳虚。

当明白了阴阳之后，我们就要超越阴阳。为啥要超越阴阳呢？因为阴和阳是一体的！永远记住，阴和阳是一体的，是道所化生的。所以佛家说要破相，破好坏善恶之相。

我给大家讲一个小故事：有一个农村小伙子，他说他们当地有一个村姑长得如同仙女下凡，非常漂亮，让他日思夜想，睡不着觉。直到有一天，他去外面的城市打工，看到了更多的姑娘，才发现原来天下还有更漂亮的。为什么呢？因为他找到了外面的参照，一比较才发现还有更漂亮的，所以他心中放下了村姑。

所有的善恶都是比较出来的，所有的美丑也是比较出来的，所以当你活在二维世界里面的时候，你会去比较善恶，比较美丑，比较高下，永远超脱不出去。只有超脱二维世界之后，你找到这个道，才能衍化出阴阳。我们称为"道生一，一生二，二生三，三生万物"。我们站在二维的角度看世界，永远是有对立的。当你的心往"一"的角度看的时候，你会发现一切都那么美好。

我们在给腰酸、肾阴虚的病人治病时，会通过阴阳九针扎针（天一生水），把上焦的阳气调到下焦去，往肾上调，结果，很快就不阴虚了。并不是说只能给他吃六味地黄丸，吃补阴的药，才不阴虚。

因为人体这个气，它是一气，它在上为阳，在下为阴，你把上面的气调到下面去，就不阴虚了。所以凡是阴虚的人，一定是阳气沉不下去，浮在上面。那些怕冷阳虚的呢，是下面的阴不能气化，所以才阳虚，才怕冷。所以只要把下面的气运化为阳，身体就不阳虚了。

有一小伙找我看病，他说你看我的手脚冰凉，阳虚得很！我说你现在出去跑步，200米，回来看看手脚还凉不？他就去跑步，跑了一二百米后，发现手脚暖和了。为啥呢？动则生阳，把体内的阴性物质向阳转化了，他就不冷了。

懂得这个阴阳转换之法后，你不一定要刻意去补阴，或补阳，你坐在那里不动就能产生阴；你稍微动一下，就能产生阳。你白天多晒晒太阳就能补阳，你晚上早点睡觉就能养阴。这是非常简单的道理。

每个人来到这个世上都是有任务的，有人说，哎呀，万物皆幻象，人生有什么意义呢？人生应该怎么活呢？当你明白了天地阴阳之气，明白了道，明白了相互转化之后，你才会慢慢找到活在这个世界上的目的和意义。当你找到活着的意义的时候，你就知道为什么活着。希望大家都能早日被唤醒，早日开悟，这样大家都能够活得更加舒适，身心宁静。

中医的气化与生命活动

今天要讲的内容是中医的气化与生命活动。这个话题比较大，用一个小时把它说清楚还真的比较难，但是如果这个话题不说清楚的话，我们对中医的理解，就会站在一个比较片面的角度，不能看到它的全貌，所以必须要说。希望我们今天下午的这个分享，能够让大家对中医有一个更加清晰的认识。

西医有生理学和病理学，这个生理学非常重要。关于正常的生命活动，西医有一套完整的理论体系，而中医缺乏一个完备的生理学。其实中医的生理学，就是正常的精气在体内是怎么运行的。如果这套体系不能完善好的话，往往会参照西医的生理学，用西医的模式来研究中医的思维体系，这样就会导致中医不能按中医的思维模式开方，逐渐中医西化。

这个气化学说，气化与生命活动，就相当于中医的生理学。

中医讲天人合一，就是我们在研究人体时，古人通过外在的取象比类，看外在事物的变化，来参悟人体的变化。为什么古人用这种方式呢？因为在古代，古人很尊重死人，以亡者为大，所以人死后要入土为安，尸体不能被解剖，这样古人就没有办法看到人的五脏六腑构成与形态，在形这一块是一个短板。所以古人更多的是通过形之上去内证的，从气的角度去看待这个世界。在研究中医的时候，古人会借助外界的事物，通过取象比类，从天人相应的角度去推敲，反复琢磨，反复去论证人体的情况，然后通过反观内视，去感受人体的变化。这是古人的学习方法。

花儿为什么会开？如果我们按照《道德经》注解，无欲以观其微，有欲以观其徼。当我们在清静无欲的时候，在止于至善的状态下去看花儿开的时候，会觉得它非常奇妙。当我们在有欲的状态下去研究它，去找它开花的原因时，就能理解花儿为什么开背后的实际意义。

秋天树叶为什么变黄？为什么会落下？这是大自然的变化。大自然的变化看起来好像很普通、很简单，但是如果是小孩子看，他们就会觉得很神奇。为什么花会开？为什么叶会落？当一个人在无欲的状态下、清静的状态下去看待这个世界，世界上每一朵花的开，每一片叶子的落，都非常神奇，非常玄妙。

竹笋为什么会从土里冒出来？它是靠什么力量冒出来的？为什么雨后春笋一天一夜会长这么高，这里面都是有道，都是值得研究的。

昨天下午我与女儿聊天，我就问她："气球是怎么变大的？"

她说："气球是吹大的。"

"那么气球吹大靠的是什么力量呢？"

她说："靠的是我们嘴巴吹的一口气，是靠气把它顶起来的。"

"竹笋为什么从土里面冒出来呢？"

她说："也是靠东西把它推出来的。"

这样的对话也是一种对孩子思维的慢慢引导。竹笋从土里面长出来，花儿从一个小花骨朵变成一朵花苞，再开放出来，都是靠一股力量把它顶出来的。

这股内在的力量是什么呢？在大自然所有的生命中，有一股无形的气时刻存在，这是值得我们所探究的。是什么力量把这个竹笋推出来，把花儿给推开，让树上长叶子，让树叶掉落？背后是什么力量操控着？

大道无形，生育天地。大道无情，运行日月。大道无名，长养万物。大道是如何长养万物的？春夏秋冬四季的变化——春天的竹笋长出来，夏天的树叶很繁茂，秋天的树叶落下去，冬天的树叶枯萎，在背后推动这些变化的无形的力量是怎么形成的？所谓大道长养万物，那么大道是用什么样的形式长养万物？这些是我们要思考的问题。

在任何事物的背后都有一个无形的推手，这个无形的推手是什么呢？这个我们需要思考。植物能长得很茂盛，能够发芽，能够有生机，能够生长得欣欣向荣，这种现象背后有一个推手在推动事物的发展，这个推手就是道所衍化出来的。所以让植物欣欣向荣的背后的推手是什么呢？就是阳气。因为有了阳气推动，会产生气化作用，推动植物的生长和茂盛。

有一个成语，叫"成也萧何，败也萧何"。植物也如此，成也阳气，败也阳气。春生夏长，秋收冬藏。冬天当阳气收到根部的时候，植物地面上的部分因为没有阳气温养，就会枯萎。植物茂盛与枯败的背后，是阳气盛衰在支撑。所以我们看到春夏秋冬，四季更替，植物从发芽到长得很茂盛，再到秋天落叶、冬天枯萎，它背后都是无形的阳气在推动。成也阳气，败也阳气。阳气在植物的体内升降，它往上升、往上开的时候，带动这个植物长得茂盛起来；当阳气往下收、往下藏的时候，植物也开始衰败，所以这个背后推手就是阳气。

农民伯伯都知道，春天有倒春寒，所以他们在播种的时候，会做一个小的或者大的塑料棚，这样可以抵御倒春寒的袭击，植物在塑料棚里面可以受到保护。在这种保护下，土壤温度也高一些，土里面的水分被气化之后，可以促进幼苗的生长。他们可能不知道阳气是什么东西，但是他们知道温度，知道阳光，知道保暖，这个就是百姓日用而不知，这就是道所展现的形式。

大道无名，长养万物，道长养万物就是通过这种形式体现的，有生命的动物、植物如此，没有生命的也如此。比如蒸汽火车，它是靠火车头的蒸汽机烧煤之后产生大量水蒸气，推动发动机转起来的。如果没有火车头这股蒸汽的话，火车就开不了。也就是说，不管是有生命的，还是无生命的，都有一股无形能量在决定这个有形的状态，从无形变得有形。

例如我们的手机很厉害，能够上网、拍照、留言、打电话，但是这个手机如果没有信号或者手机软件中毒了，它就没法使用了，无形的东西决定了有形的硬件。再好的灯泡，如果没有电，它也亮不了。电脑如果没有电，或软件中毒了，也没法正常使用。所以我们要构建一个意识，无形的决定有形的。不是说有形不重要，两者都很重要，但背后无形的更重要。

图3-1是一个小的蒸汽机的模型。我跟女儿讲蒸汽机、蒸汽火车的时候，就买了一个小的蒸汽机模型回来。通过这个小的蒸汽机，就可以看到它是如何运转、如何产生蒸汽、如何推动轮子转动的全过程。

蒸汽机模型下面有一个小的酒精灯，酒精灯点燃后，把上面小锅炉里的水烧开，水烧开之后，蒸汽冲上去，就可以带动飞轮转起来。模型虽小，但它产生的蒸汽力量还是很强大的，飞轮转得非常快。这个小模型可以说明什么呢？这个铜疙瘩、死家伙，这个没有生命的物体，当体内有气产生的时候，有了这个无形的气，它就

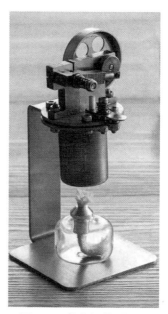

图3-1　蒸汽机模型

可以动起来。就是这个无形的东西，可以带动有形的东西运转起来。

其实人体就像一个锅炉（图3-2）。如果我们明白人体的这个气化原理之后，你再看锅炉的话，就会发现它非常神奇。比如蒸饭（图3-3），当灶里有火、锅里有水的时候，在水、火的作用下会产生蒸汽，蒸汽就会把木桶里的饭蒸熟。这个很简单的原理运用到我们人身上也是这样的。我们下焦有肾阴、肾阳，它在水、火的作用下会产生气化作用，这个气化的作用会促进我们腹部阴性物质的气化，产生气化之后，这个气就会徐徐上升滋养我们的五脏六腑，到上焦可以滋养我们的头部，在外可以滋养我们的四肢和皮肤。所以，这个人体小锅炉和我们厨房做饭的灶是一个原理，都是一个气化的过程。

今天下午我们的重点就是讲人体小锅炉的运行原理。

人体小锅炉

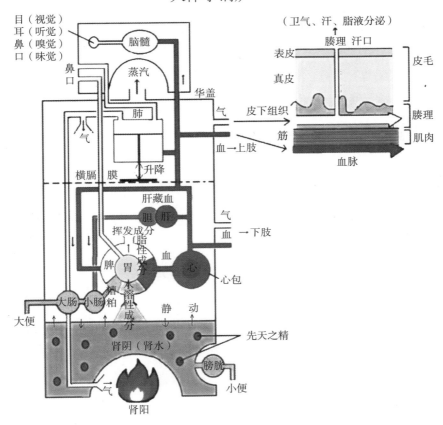

图3-2 人体小锅炉

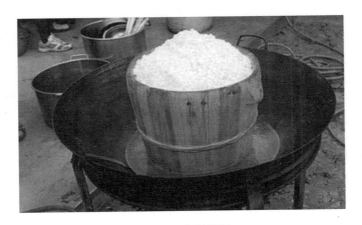

图3-3 木桶蒸饭

蒸饭要蒸熟，要具备几个条件。

第一，灶里要有火、有柴、有空气，还要有一个点火装置把柴点燃。点火装置、柴、空气，这三者具备后，灶里的火才能燃烧起来。

第二，锅里要有水。如果只有火没有水，只是干烧，也不能产生蒸汽。

第三，木桶和蒸盖要密封，但盖子也不能闭死了，因为要形成对流。如果木桶的盖子不密封的话，下面产生的蒸汽都跑了，热量就不能密闭在里面，饭就蒸不熟，所以必须要把盖子盖上。盖上盖子后又不能完全闭死，我们用高压锅做饭的时候也不能完全密封，否则压力过大会爆炸，所以高压锅盖要有排气阀。这个木桶上面也要有漏气的地方，使锅里的压力保持在一定的范围内，一边蒸一边气化，然后时而漏点气出来形成对流，产生循环，有进有出，饭才能蒸熟。

第四，木桶里放上米之后，要用竹棍在大米中插一些眼，这几个眼看上去很不起眼，但非常重要。如果不插眼，蒸饭的时候，大米粒之间的空隙越来越小，不疏通，气就上不来，大米就淤堵在里面，中间的大米就熟不了。

现在疏理一下把大米蒸熟的条件：一是灶里要有火，二是锅里要有水，三是木桶盖子要密封但也不能封死，四是要用竹棍在大米中插一些眼，这四个条件都要具备才能蒸熟大米，缺一不可。

那么我们先从这个火说起。人体中的火从哪里来的？烧起人体这个锅炉的火不在上焦，而是在下焦，在下丹田，在命门这个地方。下焦阳气不够的话，就无法气化人体的阴精，就容易阴盛阳衰，脚发凉。这次新冠肺炎的重病号，很多脚都是冰凉的，当他脚凉的时候，整个人的气化机制就很弱，气化弱的时候就没有阳气，没有阳气就没有抗邪能力。

风吹火旺。这个风从哪里来的？我们小时候看过别人打铁。打铁的时候，铁匠旁边有个风箱，一推一拉，下面产生一股风，把火吹得很旺，铁很容易就烧红了。当火不旺的时候，铁是难烧红的。每个人命门都有火，有的火旺，有的火衰，如果火熄了，生命就结束了。这个火旺、火衰跟肾精有关系，跟促进这个精向火转化的风有关系，所以这个风很重要。下丹田的这个点火装置跟先天之精有关系。这个先天肾精，其实叫生殖之精，来源于父母，包含着全部的生命信息，命门之火（命火）藏于其中。这个命火为生命的火种，它源于父母的先天之精，出生之后藏于两肾之间的命门处。这个命火和命门主宰生命活动，也主宰下一代的生殖之精。命门，也称为生命之门，是命火团聚伏藏之所，居于两肾之间。两个肾都是属阴的，中间命门之火属阳，构成坎卦。命门为部位，内藏命火，为先天之精所化，处两肾之间。命火是生命的火种，来源于父母。如果没有这个生命的火种的话，身体的生长发育几乎是不可能的。这个火种虽然很弱，但是它可以促进身体的发育，一辈子就靠这个点火装置了。

柴为助燃之材。有了这个点火装置，这个火怎么才能烧得旺呢？就像我们做饭，光打火不行，还需要柴，还得用液化气，还得要煤。人出生后，机体由脾胃的运化作用从饮食中摄取的营养物质，称为"后天之精"。后天之精经脾气的转输作用以灌四傍，则为脏腑之精。各脏腑之精化为各脏腑之气，推动和调控该脏腑的生理功能。各脏腑之精支持其生理功能后的剩余部分则输送到肾中，充养先天之精。《内经》里说："肾者主水，受五脏六腑之精而藏之。"因此，肾精的构成是以先天之精为基础，加以部分后天之精的充养而化成。肾主骨，骨藏髓，骨髓充盈，肾精充足。

有这样一个故事，商纣王问臣子："有两个人，为什么一个怕冷，一个不怕冷呢？"臣子说："不怕冷是因为骨髓很充实，怕冷是因为骨髓是空的。"这个骨髓藏的就是肾精，肾精充足的时候，骨髓充盈，下面这个助燃之材就足一些。

脑为髓之海，脑髓和骨髓是相通的。所以当骨髓充盈的时候，脑髓也是充盈的。随着年龄增长，有些老年人骨质疏松，骨髓不是很充盈，脑袋里边的脑髓也不是很充盈，会出现脑萎缩、记忆力减退。熬夜、用脑过度、同房过度、经常透支身体，都会消耗肾精，让骨髓没那么充实，脑髓也不是很充实，就会造成记忆力减退。有些初中生、高中生进入青春发育期，如果这时候手淫过度，会流失大量的肾精，记忆力会差些，学业就会受到影响。

这个点火装置——先天命门之火，与后天水谷精微滋养产生的后天肾精，两者相互作用，就会产生气化。就像小锅炉一样，火点起来了，锅炉燃烧之后，气化就开始形成。每个人都存在这种气化作用，都存在命门之火，都存在肾精，都存在"锅炉"，都在燃烧，但为什么有的人燃烧得旺盛，有的人燃烧得很弱呢？它既和肾精不足有关，也和燃烧需要的风有关系，风吹火则盛。

风从什么地方来呢？这个风不是我们大自然的风，也不是我们嘴里呼出来的气。人体的肺就好像风箱一样，随着呼吸一开一阖，开阖的时候我们的胸腔的横膈一上一下，人体的肺、胸腔横膈、腹腔，整个就像一个橐龠（风箱）一样。当横膈上下移动的时候，就好像风箱的活塞在前后推动一样，在推动的过程中产生一股气，对下丹田的火起到促进作用，让火燃烧得更旺盛一些。这样人体真气就会徐徐下行，形成风。体内的风小，则灶里（命门）的火就小一些，风大火就大一些。所以我们呼吸频率快一些，下面的火就大一些，反之火小一些，就可以分成武火和文火。就好像打铁一样，打铁的时候就需要火烧得旺一些，这个时候风箱就要拉得快，风才能大，烧锅炉的火才能大；反之火就小，铁烧红得就慢一些。

如果我们学会调呼吸的频率、深度，用腹式呼吸，就可以让体内的真气下行，让体内的气化加强。所以会调呼吸就胜过吃附子、肉桂。调呼吸没有什么副作用，效果还好。并不是说所有的调呼吸都有用，还需要心神清静，才能让真气下行。如果你很紧张、焦虑，呼吸很浅、很快，这个时候真气照样不能下行。

整个身体就是一个橐龠，真气的下行与神有关系。我们的神分为两个：元神和识神。当元神当家的时候，身体就会有序运行，呼吸带动真气下行，锅炉的火烧得旺盛，气化作用就非常好。很多时候我们的欲望太多，就变成了识神当家。当识神当家的时候，呼吸就很表浅，真气不会下行，反而会跟着你的欲望向上走。怒则气上，喜则气缓，所以人的气会被欲望所调动。只有心神清静之后，通过腹式呼吸，在膈膜的上下移动下，真气才会下行形成风，风才会吹丹田的火，火越烧越旺，整个气化功能加强。很多病人不会腹式呼吸，心也无法清静，上热下寒。下面丹田有火种，也有柴，肚子也大，脂肪也多，就是火烧不起来，烧不旺。

很多人不缺火源，也不缺柴，但他不会生火，因为没有风，没有真气往下行，没有风来促火势，所以这个火就烧不起来，这个时候我们可以艾灸八髎穴。

任之堂创立的太极周天灸，它的核心就是灸八髎穴。八髎穴对应骶骨，它藏先天之精。艾灸此处可以协同命门之火，提升生命活力。简单来说，艾灸八髎就能给你的命门之火加大火力，把火烧得旺一些，通过这种方式可以促进腹部阴精的气化。

很多人问，为什么咳嗽、背凉时，艾灸后背后会不舒服呢？上火啊。中医有个说法叫上病下治，因为你背凉、嗓子不舒服的原因是命门火衰，下焦气化作用不强导致的。如果哪痛哪凉灸哪里，背部凉在背部灸的话，热量会渗透到上面去，会导致胸腔里的热加重。灸完之后可能背部不凉了，但咳嗽咽干，肺火会加重。所以背凉的时候最好的办法不是灸背，而是灸八髎，把下面的火补起来，让下面的气蒸腾上去，这个湿热之气既可以把背部的寒气散掉，也会把上面的心火降下去。

前面讲了点火装置，讲了柴，讲了气，有了这些之后我们的锅炉就可以烧起来。但锅里没有水的话也不行，水从什么地方来呢？水从以下几个方面来。

第一个，肾藏先后天之精，肾精化为肾气，其中对机体有滋润、宁静、成形和抑制过度阳热等作用者，称之为肾阴，亦称为元阴、真阴、真水。肾阴在肾阳作用下，产生气化作用，促进人体腹部阴性物质的转化，完成"地气上为云"的过程。

肾阴来源于先天之精所化，经后天水谷精微滋养，由体内的肺气敛降而内生。你的肾再好，让你十天半个月不吃饭，没有后天水谷精微滋养的话，你的肾精也会透支。如果你后天水谷精微充足，先天之精也够，但是你心神不清静，那么气只会向上走，不往下走。就像地面的水一样，太阳一晒，可以产生蒸汽，往上升。如果长期蒸腾，不下雨，要不了多久地面就会干裂，植物就干死了。

人体也如此，体内有个循环，有升有降。人体的阴来自三个方面：先天肾精、后天水谷精微、肺的敛降。有句话叫"黄河之水天上来"，人体下焦的水一部分是要靠肺气的敛降，叫金生水，通过肺气的敛降，把上焦的蒸汽敛降下来，继续循环。

蒸米饭也一样，水烧开之后变为蒸汽向上升，升到上面之后蒸汽的热量可以把米饭蒸熟。同时蒸汽接触到上面的盖子（华盖）后冷却，变为水顺着内壁向下流，循环进入锅中去。木桶的体内就是个小天地，蒸饭这个过程就是"天气上为云，地气下为雨"的循环过程。所以水从何处来？水从天上来。

饭要蒸熟的话，除了锅里有水，灶里有火，木桶里的米饭还需要用竹棍留些孔，这样气才可以蒸上去。我们人体的三焦，腹腔里的网膜就是气的通道、水的通道、能量的通道，这个通道必须要通畅。

三焦的根在命门上，命门在两肾之间，命门藏有命门之火。命门之火是点火装置，它把下面的肾精转化为肾阴和肾阳，产生气化作用。肾阴被气化点燃之后，在后天之精的滋养下，这个火越烧越旺，然后在真气的推动、鼓动下，产生气化作用，这个气随着三焦徐徐上升。这个三焦就像是个网膜，上连头，下连命门，无处不到。我们看过猪肉皮肤下面的脂肪层，每个脏器，不管是肝也好，胃也好，心脏也好，表面都有一层脂肪包裹着，这就是能量的通道。

三焦连着命门，命门产生的气通过三焦徐徐往上升，温养我们的五脏六腑。如果三焦不通，下焦的阳气就升不上去，就化为热，化为湿热，久之就会化为热毒。下面湿气重的时候，就是湿热。如果锅里的水烧干了，就化为热毒。所以说，三焦必须要通达。但是当今社会三焦不通的人非常多，中医有一句话："三焦通畅，百病不生。"三焦通畅之后，它从下往上连着所有的脏器、所有的组织，它是气的通道，也是水的通道，这个气通过三焦输布出去，这个气又转变为水，通过三焦收回来，三焦是上下循环的大通道。

　　怎样才能保持三焦通畅呢？三焦这个通道最怕寒，寒性收引，受寒之后，三焦脂肪就会收缩。三焦包括脂肪层，还有包裹在肌肉表面的筋膜层。三焦受寒之后，就会收缩，就会凝固，收缩凝固之后，水液和津液就走不动，就会停留下来。

　　很多病人说，我的背部受寒之后，背痛、脖子僵。因为三焦筋膜受寒之后，就不通了、淤堵了，体内的正气，下焦气化作用产生的气就没法通过三焦网膜、三焦筋膜输散出去，进而濡养机体。

　　有了气产生的过程，有了通道的疏通，这锅饭是不是蒸熟了？不一定。有火、有水、有气，通道也通了，盖子还要盖好。如果盖子不盖好，漏气的话，热就散了，所以热要捂着。

　　我小时候在农村生活，农村蒸饭用大木桶，蒸饭的时候用木盖子盖着，这个木盖子不是很严丝合缝，有很多孔。怎么办呢？就找一块棉布，用水打湿之后，铺在木桶周围，然后再用木盖子盖上去，压上，这样起一个相对密封的作用。

　　盖子如果漏气了，热量就散了，木桶里面的饭就无法蒸熟。人体如果肺气不足，毛孔开泻，卫表不固，五脏六腑就得不到下焦气化作用带来的温养。就是说，我们下面好不容易蒸点气上来，结果漏掉了，就起不到温养的作用。临床上经常碰到这种病人，妇女生完小孩之后，精血亏虚，卫外之气不足，抵抗力不够，这时候再受点风，就很容易生病。所以说中国人为什么要坐月子呢？因为这时候的体表之气、卫外之气不足，再受点风邪，风邪之性开泄，把毛孔打开，这时候人就会动则汗出、怕风。

这种病人找我们看的时候，你摸她的手，她的手是热乎的，她的皮肤是热乎的，就是动则汗出，非常怕风，非常怕寒。她的命门之火也在下面不停地气化，三焦也是通畅的，产生的气却通过毛孔泻出去了。因为体内的气没有密封住，所以她的五脏六腑就感到寒。只要把她的卫外之气给固住，让体内产生的"蒸汽"少泻一点，或者泻得弱一点，这时候密封住了，病自然就好了。

练武术、练功的，把卫表的气称为金钟罩，这个金钟罩罩住之后，在皮肤表面会形成卫气，形成一个保护层。当这个保护层没有的时候，我们的毛孔就会漏下面气化的气。如果用放大镜看，我们身上的皮肤毛孔就像筛子孔一样。筛子既装不住水，也装不住气。所以，我们皮肤上的毛孔必须要有一个东西封固住，体表的卫气就起到一个固摄的作用。如果封固不住，体内有再多的气也会漏掉。因为肺主皮毛，皮肤和毛发都是肺在管，所以，当肺气不足的时候，体表固不住的时候，整个人的气化机制就会不完整，下面的气化再好也没用。

下焦产生的气，上升向外，在肺的宣发作用下，通过三焦，经过腠理（腠是肥肉、脂肪的意思，理是纹路的意思）出去，可以滋养皮肤下面的肌肉和血管，也可以向外透发出去，通过皮肤的毛孔释放出去。释放出去有什么好处呢？因为我们的毛孔是个孔，是个洞，会感受邪气。毛孔是个门户，很多邪气可以通过毛孔进入我们体内的门户。正气从里面通过毛孔就把这些邪气赶出去了，我们叫"开鬼门"，鬼就是邪气的意思。"开鬼门"也是一种治病的方法，"开鬼门"之后，外面有卫气护着，有保护层，不会让你泻得太过。所以我们发汗的时候不能大汗淋漓，不能发汗太过，只要微微出汗就可以了。发汗太过会把体表的气给散掉了。所以，任何疾病，发汗的时候不宜大汗。

现在流行汗蒸法，不管是有风湿病，还是关节疼，或者哪里不舒服，就搞汗蒸，蒸得大汗淋漓，出了很多汗之后，再让你喝水。其实当你出了很多汗的时候，体内的精华物质就泻走了。汗是从下焦的肾精而来，是先天之精、后天之精转化而来的，然后再通过中焦脾胃的带动作用，通过肺输布出去，所以出汗多了会伤到下面的肾，从上焦一路伤下去。

下焦气化旺盛，加上三焦通达，上焦开发，熏肤、充身、泽毛，若雾露之溉，就可以滋养我们的皮肤。所以干燥性皮肤病怎么治呢？从下焦治，从肾治，让下焦肾的气化功能加强之后，通过三焦宣发出去，皮肤干燥就好了。所以，看似是个很简单的皮肤病，治疗还要从最下面入手，从最深层次入手。

年轻的时候人们都耳聪目明，耳朵听声音很清晰，记忆力很好，眼睛看东西很亮。这个耳聪目明记忆力好，与什么有关呢？它与下焦、下丹田的气化作用有关。下丹田气化之后，这股气借三焦徐徐上升，穿过华盖，也可以通过督脉上升到头上去，濡养我们的脑细胞、脑组织。

打个比方，人体的气化作用就好像用很多个蒸笼蒸馒头一样，脑袋就是最上层的蒸屉，当这个气到了最上面之后，每个馒头就鼓起来了、饱满了。因为有气的滋养，所以馒头是饱满的。如果气不够，馒头没蒸熟，馒头就是瘪的。刚出锅的馒头是热乎乎的，是饱满的；当温度低的时候，比如馒头放时间长了，就瘪了、收缩了。

脑袋是靠阳气滋养的，这股气上去之后，所有的脑细胞都是饱满的，有能量支持，这时候我们的视觉、听觉、嗅觉、味觉、记忆力都会很好。如果下面的肾精受伤之后，气化作用减弱，脑袋得不到下焦气的滋养，就会记忆力减退、听力减退、嗅觉减退。老年人肾虚之后，晚上起夜脚是凉的，听力减退、视力减退。阳气还体现在功能上，我们的视觉、听觉、嗅觉都是一种功能，听力减退、视力减退并不是耳朵坏了、眼睛坏了。耳朵没有坏，眼睛也没有坏，它是功能的减退，而支撑这个功能的背后是阳气，所以当头部的阳气弱时，功能就会减退。有些老年人吃饭的时候，一边吃饭一边流清鼻涕，鼻涕流得很长他都不知道。这又说明什么呢？阳气有固摄作用，所以当下面这个气升到上面，到达头部之后，能起到一个固摄作用。很多人流口水、流清鼻涕，就是因为阳气的固摄作用弱了。

所以头面部、耳朵、眼睛的疾病，要从肾治，尤其是功能性减退的疾病要从肾治。很多小孩视力减退，视力很差，其实与肾精消耗过度有关系。现在的高中生大多都近视，为什么呢？用脑过度，把下面的肾精消耗过度了。再加上很多青少年因为不懂事，经常手淫，也会伤及肾精。当下面肾精消耗之后，这个源头活水都没有了，那么脑袋这块能量不够了，自然听力就会减退，记忆力就会减退。所以养好肾，对视觉、听觉、嗅觉这些功能都是有帮助的。

气有三根，就是说体内这个气需要肾阴、肾阳共同的气化作用。这个肾为生气之根，这个脾胃中焦为生气之源。我们的嘴巴吃下食物，产生水谷精微，水谷精微在体内可以滋养后天之精，来帮助下面的气化。肺为生气之主，肺主气，它能够吸取大自然的清气。

如果说你的肾气很好，肾精很足，气化作用很好，中焦脾胃也很好，吃得也很好，但是天天让你呼吸很混浊的气，在雾霾很严重的地方生活，不能吸收大自然的清气，这时候你照样会头昏脑胀。如果让你住在深山里，呼吸新鲜空气，你的肾精也很足，下面气化很好，就是不让你吃饭，饿个三五顿，饿个三五天，你也会头晕眼花。所以说大自然的清气、水谷精微之气和下面这个肾阴肾阳气化之气，这三个气缺一不可。三个气合在一块，就产生了人体的正常之气。所以说气有三根，有三个源头。

这三种气进入人体之后，在体内是怎么运行的？它不是杂乱无序的。我们在前面讲过，所有的道，无形的东西，当它聚合并且有意识的参与时，它会越来越有序化，会变得更加完美。就是说，气的运行必须要有序化。人体这个气的运行不能有序化时，气就不能为人体所利用，所以气的运行必须要有序化，它不是杂乱无章的。

人体这个气，从下焦肾为生气之根，到中焦脾胃水谷精微之气，它必须要通过有序化之后，才能正常向上宣发，向下敛降。阳气往上升，浊气向下降。清阳上升，浊阴下降，气往上走，水往下走，它有序化之后，才能正常地濡养周身。

这个有序化的作用体现在什么地方呢？体现在中焦这一块。中焦脾胃是一个中轴，脾主升清，胃主降浊，一个升清，一个降浊，中焦这个气要旋转起来。中焦之气旋转起来之后，它就形成一个小的太极。这个小的太极会带动整个下焦的气往上升，上焦的气往下降。所以凡是脑袋静不下来的，上面的气收不下来的，他一定胃不好，因为胃气一降，十二经脉皆降。凡是上焦的气收不下来，胃气一定不降，这是第一。第二，凡是胃不好的，经常反酸、打嗝的，他一定是上面的气收不下来，这是互为因果的。思虑过度可以导致气往上逆，影响胃气下降。胃不好，胃气不降也会导致上面的气降不下来。胃为多气多血之经，胃气一降，十二经脉皆降。

那么升呢？它是靠脾，脾主升清，凡是升不上去的，经常头昏的，一定存在脾虚。很多病人脾虚之后，他的阳气升不上去，就会出现头昏，颈椎不好，后背发冷，这都与脾有关系。把脾调好，背就不凉了，脑袋就清醒了，下焦湿热就好了。因为下面的湿热，跟这个阳气升不上去有关系，也跟脾有关系。所以从脾入手，就可以解决这个气升的问题；从胃入手，就可以解决不降的问题。一升一降，都斡旋于中焦。

万物负阴而抱阳，冲气以为和（图3-4）。中医有冲脉。冲为血海，任主胞胎。这个冲脉也称为中脉，你们可以查一下相关文字研究，中和冲是一个意思，所以冲者中也。

命门在下面两肾之间，与冲气相通。两肾之间，肾阴、肾阳也是冲，这个脾胃为人身上下之中，它也与冲气相通。所以冲气从下面起始，从两肾，肾阴、肾阳起始。万物负阴而抱阳，冲气带动肾阴、肾阳的转化，共同气化，产生一股力量往上升。冲气在中焦脾胃，胃降脾升，脾胃运转起来会把这个气带到上面去。冲气在上焦的时候，前面是膻中，后面是膈俞；一个气海，一个血海；一个阴，一个阳，能够旋转起来，形成冲气，所以人体这个冲脉（中脉），在正中间是一条轴线，相当于修行上讲的三脉七轮——左脉、右脉、中脉。这个中脉会调整个气，从下往上升，或从上往下降，这个中脉是非常重要的。

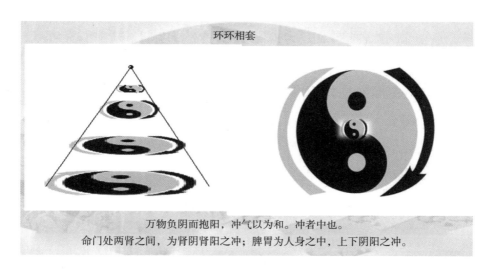

万物负阴而抱阳，冲气以为和。冲者中也。
命门处两肾之间，为肾阴肾阳之冲；脾胃为人身之中，上下阴阳之冲。

图3-4　阴阳互化，环环相扣

左右是阴阳，前后是阴阳。大家记住这句话：万物负阴而抱阳，冲气以为和。那么左右的中间在什么地方呢？前后的中间在什么地方呢？左右前后四个方位，它们的中间就在正中的这个轴上。人体这个轴非常重要，冲气以为和，或者说冲脉以为和、中脉以为和，所以在人体里冲脉为十二经脉之海。

大的太极图中套有小的太极图，小的太极图中还有更小的太极图。这句话怎么理解呢？就是说肾阴、肾阳之间有冲，肝和胆有冲；一个阴，一个阳，它中间有个平衡点，也有冲；我们心脏与心包之间也有冲。人体里面无处不存在万物负阴而抱阳，冲气以为和。冲气以为和，它有主干，它也有分支，就是说这个万物不仅是人，也是肝脏，可以是肾脏，是脾脏，万物包括一切。

我们举一个例子，比如说，现在有五百人坐火车从十堰出发到北京。在火车上，这五百人中每个人的行为方式都不一样，有的在看手机，有的在看书，有的在睡觉，有的从车厢的车头到车尾反复地走。不管每个人的活动行为方式如何，整个列车是从十堰开到北京的，所以当列车到达北京之后，所有的人就都到达北京了。人体也是这样的，整体这个气，由中焦脾胃转起来，冲气以为和，不管肝在升，胆在降，也不管脏器怎么运行，有什么特点，最终整体这个气的运转都是相似的。

而人这个整体又与生活的地球有关，地球就像围绕太阳旋转的列车一样，不管你是穷人也好，富人也好，不管你的脾气好也好，坏也好，不管你干脑力劳动，还是体力劳动，你都在地球上绕着太阳每年转一圈，都要经历春夏秋冬四季。因为地球始终绕着太阳转，一年转一圈，产生四季的变化，所以我们每个人也围着太阳转，整个能量的投射会影响到每一个人、每一个脏器、每一个细胞，投射无处不在。地球和太阳又在银河系里，整个银河系的运行规律，在地球和太阳上也有投射。

所以说，如果我们要找的话，整个人在银河系里连个灰尘都算不上。整个银河系的分布就像太极一样，我们人体的气机也像太极一样，从无限的大到无限的小，都是一个整体，都是一个气在运行。

如果把人体看作是一个小锅炉，那么锅炉内运行的是一团气。这个锅炉整个的运行原理就相当于中医的生理学，我们人体就是这么运行的。那么是谁在主导这个"锅炉"？烧这个"锅炉"？操控这个"锅炉"，要加"柴"，要加"气"，还要把"盖子"盖严，这个操控者是谁？"工人"在不在岗？如果"工人"在岗的话，按正常模式操控，这个"锅炉"肯定会正常地运行，不可能会中焦瘀堵，不可能大便排不出去，不可能视力减退。因为气都是有序化运行，按流程在做的。

当没"人"指挥这个系统的时候，这个系统就很容易出现问题。比方说胃里面，吃的食物卡住了，或者三焦堵住了，如果"工人"在场的话，疏通一下就好了，所以关键是"工人"在不在岗。

那么人体内是谁值班呢？"元神"值班！当"元神"当家的时候，整个锅炉系统非常顺畅，所以病就好了。当"识神"当家的时候，"识神"就把"元神"给关起来了，"元神"想帮忙也帮不了，"识神"会把体内的气操控得很乱。本来应该是脾升胃降，结果因为思虑过度，伤了脾脏，升不上去。本来胃气该降，结果因为吃了辛辣、发散之物，发散之物会导致胃气往上升。所以说，"识神"是欲望所控制的，当一个人的欲望太多的时候，这个"识神"不清静的时候，"元神"不能当家，就没法去操控人体这个锅炉，就会百病丛生。

孔子说：百姓日用而不知，故君子之道鲜矣。因为道太近了，道在哪儿呢？其实我们都是道的产物！

再讲一个词，就是君子。

什么叫君子呢？就是你能够当家做主，你的思维意识能表里如一，能够主宰你体内的这股气，能够主宰你的意识，才称为君子。如果你都不能向内求，不能主宰你的思维意识，不能主宰你体内的这股气，口是心非，内外不一致，这就是小人。所以，一个人能够明心见性，止于至善，能够当家做主，向内求，才是成为君子的标志。

今天的课就讲到这儿。人体的气化是个非常庞大的系统，其实这个人体的小锅炉还有很多没讲，因为光这个人体小锅炉再讲一个小时都讲不完，所以我大体上讲了一下，希望能对大家有所帮助。接下来有几分钟的时间，大家有问题可以提一提。

? 课后问答

问： 三焦不通有什么办法？

答： 这是个非常大的话题。首先你要知道三焦是什么东西，三焦可以理解为体内的脂肪，皮肤下面的脂肪层、腹部网膜、腹部脂肪。三焦不通多和寒有关系，因为它是个能量块，它受寒之后就会凝固，就像猪的脂肪一样。你看猪肚子里的脂肪取出来之后，放在外面的冷空气下，很快就凝成块。所以说如果你三焦不通的话，最容易表现为腹部有包块，可以通过揉腹法，通过用气交灸、葫芦灸去灸肚脐，然后用艾灸慢慢把它温化。可以先灸，灸热之后再揉；或者先揉再灸，一个是推开，一个是温化，温化后再推，反复交叉，结合起来。很硬的包块可以针刺，因为长期瘀滞会形成一层包膜，把包块包裹起来，通过扎针，可以把这个膜刺破，能量释放出来，有时好得更快。

现在都不吃猪油了，猪油本身就是走三焦的。很多人说我吃猪油后，血脂高、血液黏稠度高。其实大家可以做个实验，用猪油炒菜之后，盛猪油的碗用热水洗可以非常轻松地洗干净，如果用色拉油炒菜，碗很难洗干净。猪油在体内代谢需要温度，就像我们吃肥肉一样，吃热的，不能吃凉的，有温度之后，脂肪进入体内就会被吸收，就可以补三焦。

很多小孩很瘦，吃了很多补脾的药也补不好，长不胖。其实长胖长的不是肌肉，而是脂肪。你要想长胖，要吃肥肉，用猪油炒白菜吃，猪油炒萝卜吃，猪的脂肪就能帮你把体内的脂肪补起来。

问： 汗与血有什么关系？

答： 我们吃的食物化为水谷精微，分成卫气和营气。比较慓疾滑利的是卫气，通过毛孔出来，形成护表层。还有些气有偏阴性的物质，就像我们这个锅炉蒸饭一样，蒸饭的这个气除了有热量，还有水分。这个带有阴性物质，有营养成分的营气可以注入血脉。气能行血、生血，血的循环靠气来推动，靠气来濡养。如果下面肾精不足，也会血虚。西医说骨髓中有造血细胞，而骨髓就是中医所说的肾精。肾精气化之后，产生的营养性的气可以注入血脉。当我们出汗，流出的是这些营养成分，出汗太过会导致血液系统的营养成分降低。中医说汗血同源，汗和血是一个源头。

问：什么情况下"工人"不在岗？

答：就是说你要经常去关注内在的情绪和变化，关注内在，而不是外在。比如说现在很多年轻的女性打扮得很时尚，很漂亮，穿个超短裙，走在马路上，她关注的是外在，没有关注"我的衣服穿得很少，我的脚冰凉"……没有关注内在。当人关注内在的时候就是"工人在岗"，关注外在的时候是"工人罢工"了。所以要多关注内在，向内求，关注你身体的感受，关注你体内的变化，慢慢你就会放下对外在的追求。

问：高度近视怎么办？

答：高度近视，一是与下面肾阴不足，气化不够有关系；二是与通道有关系。督脉是阳气的总督，阳气从八髎一直升到上面去。如果督脉受寒不通的时候，阳气就上不去，脑袋得不到阳气的濡养，也会出现视力减退。三是要开源节流，多吃一些补养肾精的食物，年轻人要少手淫，少熬夜，多闭目养神，学会静坐。现在的小孩都在比学习成绩，其实要比心静，只要心能静下来，学习成绩自然会好。

问：长期便秘怎么办？

答：长期便秘，一是与肠道缺乏水分有关系，二是下面缺乏阳气，肠道蠕动力量不够。所以当人长期便秘的时候，首先要提升肠道的蠕动力量，还有就是为大便提供水分，这两条满足之后，大便就好顺畅了。

便秘分两种，阳虚为主的便秘是因为下面有寒，阳气不足，肠道蠕动没有力量；阴虚为主的便秘，是因为肠道缺乏水分。一般情况下可以用芝麻，这个芝麻就是补水且润肠通便的。阳虚的人，可以用50克芝麻，加上少量桂皮（5克或10克），捣碎后，一起煮水喝，喝的时候稍微放点盐进去。为什么放盐？因为盐能把药力带到下面去，带到肾上去。肾司二便，肾气充足，气化正常，二便通利，开阖有度。肾虚气化失常，则可出现尿频、遗尿、失禁、尿闭，以及大便不通或滑脱不禁。而且盐也能软坚散结，软化大便。所以芝麻加点盐，加点肉桂，熬水，晚上喝，睡前喝最好，因为药在肠道运化一晚上之后，第二天早上排便就正常了。

今天下午讲的这个课程是脉法。真传一句话，假传万卷书。脉法这个概念一两句话说不清楚，如果要讲明白，可能三天三夜都讲不完。今天下午用1个小时把这个脉法讲清楚、讲透彻，难度还是比较大的，希望大家安安静静地听。

作为学中医的人，我们经常遇到别人把手伸过来，说："来，给我号号脉。"为什么是把手伸出来，而不是伸脚，不是伸身体其他的部位呢？很多人说，中医都是这么号脉的。但我们要去穷究其理，去理解背后的原理。为什么要号手的寸、关、尺，号这个寸口的地方？原理明白之后，我们在号脉的时候，就会有自信，觉得它是科学的、有道理的（图4-1、图4-2）。

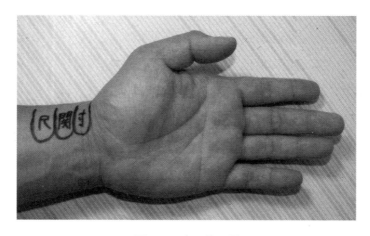

图4-1　寸、关、尺

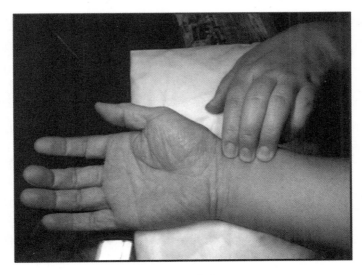

图4-2　号脉

第一，因为寸口是脉之大会。中医讲肺朝百脉，刚好手太阴肺经从这路过，所以我们号的不仅是血管，号的是血管和手太阴肺经。一个经络，一个血脉；一个是阴，一个是阳；两个相合之后，构成脉象。

第二，因为寸口脉的脉气比较明显。中医有一个名词，叫"脉会太渊"，实际上所有的经脉气血会于这个地方，它的能量是比较强的。

第三，局部是全身的缩影。按照全息理论，我们通过号这个寸口脉就可以感知全身能量的变化。这就像西医所说的"小样本"一样。犹如一湖水，含有重金属，这个重金属含量有多高呢？只需要在湖里取样，取个10毫升、20毫升、50毫升测量，就可以反映整个湖水的情况，它是一个局部反映全身整体的过程。

第四，这个脉位比较表浅，血管比较浅，容易触摸到。

明白为什么之后，就知道这里面还是有一些门道的，不是你想号哪里就号哪里。因为这些地方有独特的特质，所以才取腕关节一寸九分这个地方号脉。

明白了这个道理之后，号的什么东西你一定要清楚。你在摸脉，你摸的是什么东西，要搞明白，不要盲从。要足够理性，正心诚意地去探查这个背后的真理实相。学中医不是头脑一发热就学，需要足够理性，客观地追求事物的真相，逐个去探查。

昨天我们讲了一堂课，讲到人体是一个小锅炉，这个小锅炉在不断地产生气化作用，产生气，所以我们看到人体这个一百多斤的肉体，它背后是气在推动。中医讲气能行血，我们血脉的运行，如果没有了这个气，心脏的跳动是没有力量的，肺的开阖是没有力量的，血液也是走不动的。

你感知到脉在跳动，其实是一股气在支撑它跳动。比如你两三天没有吃饭，饿得心慌，再号一下你的脉，发现你的脉很弱了，这就是没有气了。因为没有能量，没有气，五脏六腑的功能都减弱，所以脉也很弱。所以号脉的时候，你要感知到你号的不是脉，是其背后无形的东西。无形的是什么呢？无形的气！

人体的气看不见，可以想象为一种雾状的湿热之气在体内运行。这股气根于肾，因为肾为气之根，靠中焦脾胃水谷的滋养，肺主气，肺可以吸收大量的清气，三气合在一块儿，产生一股气在体内运行。感觉到这股气之后，我们要心静。所以号脉的要求是：持脉有道，虚静为宝。心要放松下来，要虚静。

在具体技巧上，察色按脉，先别阴阳，要学会去辨别脉的阴阳。怎么别阴阳呢？气为阳，血为阴；浮为阳，沉为阴；上为阳，下为阴；脉跳动的力量代表的是阳，脉的粗细代表的是阴。把阴阳搞清楚之后，你再去号脉就进入角色了。

这个号脉要号两只手，左手对应心、肝、肾，右手对应肺、脾、命门。肝主藏血，心主血脉，血属阴。肺主气，所以右手代表的是气，左手代表的是血，气属阳，血属阴，所以我们经常会说右边属阳，左边属阴。

但是我们在号脉的时候，左边属阳，右边属阴，这把很多人搞糊涂了，那究竟是阳还是阴呢？这里有一个体用学说，左边体是阴，但是它展现出来用是阳，左手以阴为根，是由阴向阳转化，因为阳在上、阴在下，由阴向阳转化，它是徐徐上升的，这个上升的过程，我们称为阳，阳性的上升。右手体阳用阴，它的体是阳，用是阴，就是说以阳为根，由阳向阴转化，所以右手是降的，我们称右边为阴。

地上潮湿的水属阴，水变为水蒸气，升为云彩，我们叫体阴而用阳，它的用是往上升（图4-3）。天上的云彩变为雨水往下降的时候，就是体阳而用阴，所以我们研究的是体还是用，要搞清楚。我们生存在这个空间，很多时候是用，功用，先天是体，后天是用。比如说这个八卦，先天八卦代表的是体，后天八卦代表的是用。所以我们现在研究的是用，这个气的用。

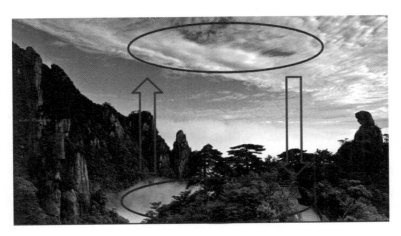

图4-3 地气上为云，天气下为雨

既然谈到用的话，左手就是阳，右手就是阴。左边代表的是升，右边代表的是降。左边是体阴而用阳，右边是体阳而用阴。所以左侧以阳为用，右边是以阴为用。

脉还有前后之分（图4-4）。前面胸腹是降的，所以对应的是右手脉。后面的腰背是往上升的，督脉往上升，对应的是左手脉。左右是阴阳，前后是阴阳，所以左右是一对，前后是一对。人体的左侧和后背是左手管着的，以升为主。前面胸腹对应右侧，以降为用，由右手管着。那么左手号脉，是号左侧的身体和身体的后背；右手是对应身体的右侧和胸腹。这个一定要分清楚。分清楚之后，你就可以通过分左右很轻松地知道是哪个地方出了问题。这个分不清楚的话，就可能会张冠李戴，判断错误。

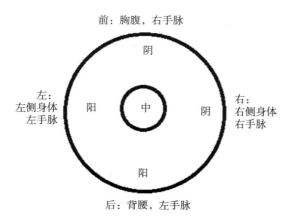

图4-4　身体阴阳与脉的相应

比方说我现在号左手脉，左寸浮取不到，沉取很弱，这代表什么意思呢？左手对应左侧，对应后背，我们的心脏在左侧，颈椎、背也对应左手，所以很多病人左手寸脉浮取不到的时候，背会发凉，经常会胸闷，是因为这块能量不够。如果是右手寸脉浮大偏亢，那就对应咽喉部位、心胸部分，所以右手寸脉偏亢的时候，会经常咽喉不舒服。

左右分清之后，就知道这气是怎么转的，它除了左升右降之外，还有后升前降，它是一个立体的气，是立体转起来的。万物负阴而抱阳，冲气以为和。在左右之间，左边是阳，右边是阴；在前后之间，前面是阴，后面是阳。那么这两对中间有一个气，称为冲气，所以在前后左右的正中有一个轴，从上到下有一个轴，贯穿下来，调和左右前后之气，中间这个轴，称为冲脉（中脉），为十二经脉之海，它能调和阴阳。

《内经》说："出入废则神机化灭，升降息则气立孤危。故非出入无以生长壮老已，非升降无以生长化收藏。是以升降出入，无器不有。"人之生，气之聚，聚则为生，散则为死。人活着就是一口气，这个气聚在一块就能够呼吸，能生存；气一散，人就死了。所以这个升降出入就是我们研究的对象。

升降出入如何判断呢？通过号脉去判断。左寸以升为用，右寸以降为用；后面以升为用，前面以降为用。崂山太清宫的老子雕像，老子的左手指天，右手指地。从中医的角度来讲，左边的气是往上走的，右边的气是往下降的，这里面其实也有很深刻的意义，要进行探究。

小周天循环是督脉往上升，到了头部之后再往下降。当你明白了这个小周天循环之后，再用脉法指导扎针、用药，就会重建小周天循环。

很多时候我们号脉会被病人问是哪个脏器有问题。因为这个脉是全息，所以从脉上可以反映五脏六腑的情况。左手寸部对应心与小肠，浮取为小肠，沉取为心。右手寸脉对应肺与大肠，浮取为大肠，沉取为肺。左手关脉对应肝与胆，右手关脉对应脾与胃。左尺对应肾阴与膀胱，右尺脉对应肾阳（命门）与三焦。这是部位的对应。

掌握了这个部位对应，有什么好处呢？部位对应掌握后，就可以判断哪个部分对应的脏器出现了问题，同时也可以说明人体的气机升降和脏腑有关系。所以把这些弄明白之后，就可以通过调脏腑来调节气机的升降，通过调气机的升降来改变脏腑的功能，这是个相互影响的过程。

中医辨证有很多方法：脏腑辨证、卫气营血辨证、八纲辨证、三焦辨证、六经辨证。这些辨证体系、模型都是从不同的角度来研究气是怎么运行的。

我们诊脉的目的是什么？第一个是诊察阴阳，了解人体一体能量的阴阳分配。为什么叫一体呢？因为人体所有的气是一体的，包括有形的身体和我们的意识，它们是一体的。诊脉的目的是诊察阴阳分配是否平衡，是阳多阴少，还是阴多阳少，还是阴阳俱少？怎么判断是阴多阳少，还是阴少阳多，还是阴阳俱少呢？因为阴是居下的，阳是居上的，寸脉是对应上的，尺脉是对应下的，所以你号脉的时候，如果发现上面东西多了，下面少了，就是阴多阳少；如果下面脉大多了，感觉能量多了，上面少了，就是阴多阳少。脉的粗细代表阴，脉跳得有没有力量代表阳。如果脉也很细，跳得又没有力量，就是阴阳两虚。所以当脉很细的时候，就是阴性物质不够，细为血虚。脉跳得很弱的时候，就是阳虚，阳气不够，跳得没力量。阳是主动的，阴是有形的。

第二，诊察人体气机的升降出入异常状态——太过与不及。当升不升，或升之太过；当降不降，或降之太过。当升不升，当降不降，就是不及；升之太过，降之太过，都是太过。

第三，判断升降的格局。是正邪相持、正胜邪退，还是邪胜正衰。正邪相持，就是受寒之后，发热，恶寒，脉浮紧，这是正邪相持阶段。然后体温升高，出汗，脉不浮紧了，缓和了。这时候微微出汗，是正胜邪退的过程。如果病人这时候体温降低了，脉往下沉了，这是从表证变为里证，脉微细，但欲寐，脉沉细了，是邪胜正衰的过程。所以通过号脉就可以判断是正邪相持、正胜邪退，还是邪胜正衰。

号脉还可以判断人体的情绪。我们中医有一句话叫喜则气缓，喜过度之后，脉是没有力量的，是松弛的。怒则气上，发怒的时候，脉是偏弦的，气是往上亢的。恐则气下，恐惧的时候，有些人过度惊吓之后，会尿裤子，所以这个气是往下陷的，你号脉的时候，寸脉不足，尺脉偏大，是往下坠的。所以，通过号脉就可以判断情绪的变化。

通过号脉还可以判断病人的饮食习惯、生活习惯，以及判断他疾病的预后，他以后会以什么方式离开这个人世。人的脉象一辈子是很难改变的，因为遗传基因、习性、秉性是很难改的，所以王凤仪在《化性谈》里讲，要化去习性和秉性。脉的状态，这个格局，是相对固定的，通过吃药、运动可以使病理脉象缓解，但停下来之后脉象就又慢慢地回去了，因为人的秉性一直在影响脉的运行。

寸口脉是人体整个信息的浓缩。人是一个小宇宙，可以通过号脉号到很多层次的信息。如果你有足够的精细度和专注度，就可以感知到无穷无尽的信息。

下面介绍号脉的手法、指法和心法。

手法有举和按，应以指目来号脉。指目是指尖和指腹之间这个小椭圆的区域。把手指头比类取象的话，可以比作我们的头部，指目就相当于我们人体的印堂，印堂背后对应我们的松果体。不管是佛家、道家，打坐修行的时候，守上丹田，就是守的印堂这个地方。长期守窍，温养松果体，你的脑袋就会越来越聪明。

我们手指的指目和印堂穴深部的松果体是相通的，所以当你专注号脉时就是一种修行的方法（图4-5）。如果你足够专注，一上午号一百人的脉也不会累。因为这是一个修行的过程，是能量积累的过程，不是能量消耗的过程。

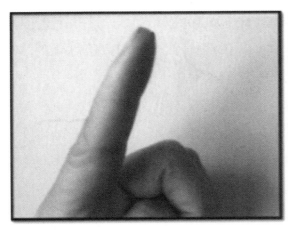 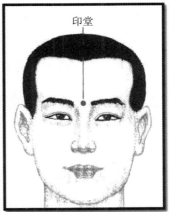

图4-5　手指的指目和印堂穴

比如写毛笔字时，需要用到指目，它也是通神的。再比如切菜时，右手拿刀，左手指目和菜接触时也是通神的。所以很多工作都运用了指目和神相通的原理。只要足够专注、仔细地去做具体的事情，就可以把能量聚集到神的地方，就是所谓的松果体这个地方，其实就是一种修行方法。

号脉的指法是食指、中指、无名指三个手指并拢，具体手指间的距离要根据病人的高矮胖瘦来决定（个头大的手指间距大，个头小的手指间距略小一点），病人手腕应呈45°放在诊脉垫上，自然放松，与心脏在同一水平上。左手号病人右手脉，右手号病人左手脉。食指、中指、无名指自然弯曲，搭在寸口处，用自己的食指、中指、无名指分别切病人的寸、关、尺部。如果反过来用无名指号病人寸部，你会受到手腕正中间的手厥阴心包经络的影响，可能号的不是真正的手太阴肺经的桡动脉，所以一定要左手号右手脉，右手号左手脉。

万事都有心法，手法的根本是心法。你心中怎么想的，你手中才会怎么做。心法的根本就是两个字：虚和静。

心中装有什么，就会习惯在手上寻找什么。比如爬山，如果你是学中医的，你心中装的是药材，你在爬山的时候就会寻找各种药材，观察它们的样子和生长环境，你满眼看的都是药材。如果你是个木匠，你爬山的时候就会注意山上有什么木材，这些木材可以用来做什么。如果你是搞根雕的，你会注意很多树根，看它们是什么造型，而不会关注药材和树木。

山中有万象，平心去寻找。当你心中装有什么你就会寻找什么，就会看到什么。你最好处于虚静的状态，心中什么也不装，只有这样你才可以看到事物的全貌。当你心中什么也不装的时候，你爬山才会发现各种不同的宝贝（灵芝、药材、奇石等）。虚静状态下，你感受到的东西可能超过你的认知。因为内心的知识是有限的，而手上感受到的东西是无限的。

用一去统领万象，而不是用你所学的知识统领万象。感受到所有信息之后，再用二（阴阳）去解析。心手合一，法从手出；持脉有道，虚静为宝。就好像练武一样，心中无招的时候，随便出手都是招。

刚开始心中要装一些方法，比如五脏——肝、心、脾、肾、肺在什么地方，脉象有力是阳气盛，无力是阳气弱，脉粗是阴气盛，脉细是阴气弱，浮脉属阳，沉脉属阴。这些基本的框架有了之后，就是单纯地感受脉象。感受脉象的时候，不要在心中做参照，先去感受脉象，感受它是什么东西，整体感受清楚之后再去比对。

看病也是如此，不要先入为主。你脑袋中先装几个病，病人来的时候不是这个病，你非要用那几个病去套，容易误诊。任何病人来的时候不要先给他下定论，因为你一下定论可能就错了，等信息收集全之后再下定论。

搭上去之后，下一步怎么办？中指放在高骨点以内。寸关尺的中间有一个高骨，把中指放在这里，然后三指并拢，让指腹平放在脉上，顺着脉象的走向分部布指。为什么要顺着脉的走向布指？因为很多人的脉（血管）是异常的，正常人是平行过来的一条脉，有的人从尺部到寸部，是斜向掌根，向内走的，有人是向外走的，甚至走到手背上去了。所以先找高骨，把高骨定好，在高骨上找到脉，在高骨偏内侧摸到脉的跳动，然后再上下寻找脉的走势，用食指寻找脉的走势，就像抚琴一样，抚到脉上去。然后在尺部，用无名指去摸脉搏的走势。就是根据血管的走向来布指。如果在高骨的地方没有摸到脉的跳动，血管压根就不走这，有可能是反关脉，也可能是斜飞脉，就要在手背或侧面找。一定要去找血管，如果你血管都找不到，跳动都感觉不到，你怎么去号脉？所以一定要沿着血管的走势找脉。

根据血管的走势布好指之后，先不要太用力，以微微感到脉的搏动为准，然后再左右移动、上下移动，就跟弹古琴一样，把手搁在琴弦上面前后左右移动，这叫作抚琴。抚脉就跟抚琴的感觉一样，号脉如抚琴，这叫作抚法。

这样去感受整个脉的流畅度，然后还要去感受是不是都能号到脉。有些时候因为血管的走势不一样，你感觉好像号对了，其实你的手根本就没有号到血管，你号到旁边去了。所以有时候你可能尺脉和关脉摸到了，但是寸脉根本就没有摸到，这时候你感觉寸脉弱，其实不是弱，而是你压根就没有摸到脉上去。

所以一定要左右前后上下，顺着血管走势把脉布好，就好像弹琴一样，先把手指搁在琴弦上面去，去抚，抚到脉上之后，力度以不改变脉的形状，但要能感觉脉的跳动为准，使脉体之起伏自然出现于手指下面，这时候可以感觉脉的粗细。脉的粗细是什么？就是血管的充盈度，血管里的血是阴性物质，这个阴性物质也是人体阴性物质的浓缩，信息的浓缩。所以通过脉的粗细，就可以判断人的阴性物质的多少。通过脉的有力无力，看脉的跳动有没有力量，如果有力量就是阳气盛，如果无力量就是阳气弱，因为阳主动。以高骨作为分界点，高骨以上为阳，高骨以下为阴，这样就把阴阳分出来了，有力无力分出来了，粗细也分出来了。

号脉手法就是举和按。举就是轻轻地搁在脉上，叫浮取，在浮取的动作过程中体会脉搏的变化。按，就是沉取，在沉取的动作过程中体会脉搏的变化。

举按之法分快慢。慢举按，先慢慢按下去，慢慢放起来；再慢慢按下去，慢慢放起来。在慢慢按的时候，浮取为阳，沉取为阴；浮取是取脉的阳这股气，沉取是体会脉的阴这股能量。因为浮为阳，沉为阴，万物负阴而抱阳，冲气以为和，这个"冲气"就是"中气"，通于胃气。

我们经常说，脉有没有胃气。什么叫有胃气？脉要不浮不沉，不快不慢，不大不小，从容和缓有力。也就是说，不急不躁，很从容和缓，跳得有力量，就是有胃气。胃气与冲气相通，因为脾胃在中焦，在正中间。我们前面讲过，如果大家不太理解胃气和冲气相通，可以把前面的内容再复习一下。

通过浮和沉、举和按来分别取阳脉和阴脉，就可以把原本是"冲气以为和"，即合为一体的复合脉一分为二来探寻。先浮取，再沉取，这样脉的阴阳就可以探出来。

浮取对应六腑，沉取对应五脏。即《脉经》中所说的"持脉轻重法"。

要求：用意不用力，不要太刻意，以病人几乎不能感知医生手指力量的增减为宜，慢慢地按下去，不要太剧烈地按。

还有一种举按法是快举按，举按的时候速度快一点，可以判断气的来去的盛衰。

"诊脉求独"，啥意思呢？《内经》里讲"帝曰：何以知病之所在？岐伯曰：察九候独小者病，独大者病，独疾者病，独迟者病，独热者病，独寒者病，独陷下者病。"又说："九候之相应也，上下若一，不得相失。"就是说，从左右手寸关尺中去找，找一个不同的点出来。正常的脉是"六脉平和，非神即仙"，左右手寸关尺都很平和，粗细是一样的，浮沉度是一样的，力度是一样的，没有明显的差异，只是随着节气的变化而变化。

比如脉在春天的时候略偏浮，冬天的时候略偏沉，夏天的时候略偏洪。也就是说，不管季节怎么变化，六脉整体相对是平和的，没有很明显的差异。所以，当六脉出现很明显的差异的时候，比如在某一个点郁积成一团，或者在另外一个点几乎摸不到，那就是独大和独小。因为人体内的气在体内运行的时候是循环周流不息的，有升有降，是非常流畅的。这个流畅度，反映在脉上，也应该是非常流畅的。

我们号整个人体的气的时候，在太阴肺经这条经络，如果流畅度不是很好，在某一个点出现郁滞，在脉象上会反映出来，在某一个点会出现"大"。有实就有虚，当一个能量运行到某一个地方的时候，这个能量就会大，就会多，就会成为高压状态。那么，它流不过去，在背后另外一个地方，会形成"小"，会弱一些。所以，当你摸到独大的时候，独大的背后一定会相对偏小一些，就是一个能量流不动的状态。所以，"诊脉求独"的目的，就是抓住疾病的主要矛盾，寻找人体内气的郁堵点、少气点，找出哪里堵了，哪里少了。

"求独"重在阴阳互参。什么叫阴阳互参？就是比对法。通过左手跟右手比一比，寸关尺相互之间比一比，知道哪个地方独大，哪个地方独小，就可以判断出是哪一个部位的问题了。六个部位同时比较的时候，如果都是一样的，叫作"六脉平和"。

我们前面讲过，左手寸关尺、右手寸关尺对应我们的五脏六腑，左手对应左侧，同时对应背部；右手对应右侧，同时对应胸腹部。所以，通过诊脉你就可以判断是脏的问题，还是腑的问题；是胸背部的问题，还是腹部的问题。

下面讲脉的"异与常"。

常脉就是平脉。浮取的是阳脉，沉取的是阴脉，阴和阳在冲气的调和作用下，变为一团和气，叫作"万物负阴而抱阳，冲气以为和"。冲气这个和脉，既含有阴，又含有阳，就像我们前面讲的人体的气化一样，下焦的阳气把水气化之后，往上蒸，蒸的这股气是热气、湿热之气，这个气既有火的热量，也有水的成分，这个潮湿和热气是一个阴阳和合之气。

大家如果还不好理解的话，就可以观察家里的暖气片，还有蒸饭时的蒸汽，这个热蒸汽，它有100℃，蒸汽里面的热量就是火，蒸汽里面潮湿的水汽就是阴，它是一个阴阳和合之物。

我们号的脉也是这样的，脉道之理，负阴而抱阳，冲气以为和。人体气血的升降和出入，均衡无偏，脉位居中，不浮不沉，抚之当无脉体起伏之状。六脉很平和，就像看山势一样，山脉是很平和的，没有奇峰沟壑。

那么异常脉呢？人体一有失衡，脉就会出现起伏。脉的起伏有什么特点呢？气往高处走，水往低处流。就跟大自然一样，大自然的水蒸气是往上走的。地面这个地气是往上走的，天上的雨是往下走的，所以气往高处走，水往低处流。

人体能量的升降出入也是这样的，左边的这个气从背部往上升，右边的气是主降的，是向下降的。通过这个异常脉（郁堵之后），我们可以看出是升不上去还是降不下来，堵是在气为主还是水为主，就能判断出来了。

我们任之堂脉法的核心，首先是要找到郁脉（图4-6）。通过六脉进行比对，左右手寸、关、尺六个部位进行比对，看哪个地方粗一些，大一些，郁堵在哪一块儿。它从气的角度来讲是不畅，从形的角度来讲是粗大。

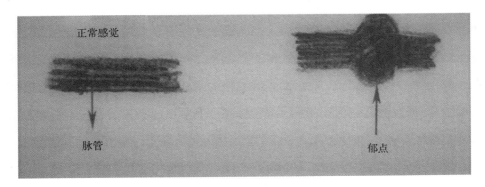

正常感觉

脉管　　　　　　　　　　　　　　　　　　　郁点

图4-6　正常脉与郁脉

郁脉的形成机制是某部经气运行受阻而产生的波动在寸口脉上的反应和表现。其临床意义是确定病变的部位，即何经何脏何腑之病变。就是说哪个经哪个脏哪个腑出了问题，就可以判断出来。找到郁堵点，堵在什么地方就知道是哪个脏器的问题和身体哪个部位的问题。

比如说，如果左关轻轻号上去，即左关浮取是郁的话，那是胆经有问题，因为左关对应胆，胆腑会有问题。西医查的话有可能是胆囊炎、胆囊壁毛糙，病人可能就会胆小易惊，犹豫不决，因为胆主决断。还有胆主降，如果胆火不降，胃不降，就会有鼻炎。胆不降的时候还会有偏头痛、口苦、口干这些情况。因为胆经在头的两侧，如果左关郁滞，胆不降就会出现两侧偏头痛。

左关也对应肝，如果左关是沉郁，说明肝经也不通。肝主疏泄，长期肝气郁结，会出现两胁疼痛，性情急躁，女性来月经的时候乳房胀痛，男性患脂肪肝。左关浮取、沉取整个郁大时，可能因为长期喝酒患酒精性脂肪肝。

右关浮取是胃，右关浮取郁的话，这是胃气不降。胃以降为和，降不下去，就会出现吃饭时不知道饿，嗳气（打嗝）、反酸；胃气不降，气都浮在上面，就会出现肺系的相关疾病。胃以降为和，胃气不降反映的是整个上焦的气收不下去，晚上睡觉不好，脑袋不清醒，这些都与胃气不降有关系。

右关如果沉郁的话，这个沉对应的是脾脏。湿邪、热邪、食积、气郁等引起脾滞。湿可以困脾，食积久了，肠胃消化不了，脾脏郁滞。长期思虑过度也会伤脾。湿阻脾滞表现为饮食消化不良，吃完之后容易腹胀，胃口不大好，大便溏。因为湿困脾脏，舌质就会胖大些。脾脏郁滞，手心脚心发热，烦躁。嘴唇还会发红，因为嘴唇对应脾胃，嘴唇发红是因为脾脏有热。右关郁滞，按取有力，代表食积。

郁在不同的部位代表的意义就不一样。有些是可以推出来的，比如说，当左手关脉郁大的时候，因为左手主升，右手主降，左手关脉郁大，那么左寸一定不足。左寸候我们心脏、背部、颈椎、后脑勺这一块。左寸不足的时候，心脏功能就会差一些。因为气上不去，后脑勺堵住了，经常一活动，后脑勺就会出凉汗，颈椎就会不舒服。从脉象上看，胆结石、脂肪肝就是左关不好。因为胆结石、脂肪肝，这个气上不去，心脏功能就会差一些，颈椎也不好，背心经常发凉。气在一个点卡住之后，不仅是这个点会出问题，而是带动一个面出问题。因为人体的气是一个整体的循环。

右手关脉郁大之后，因为右边主降，所以当右关郁滞不通的时候，整个气降不下去，阳气就会浮在上面。往往我们只是感受右关大，其实右关大除了本身问题之外，它还连带一系列的问题，就是气在上面降不下来。这个阳，不能由阳向阴转化，阳气浮在上面，就会心浮气躁。凡是胃不好的，右关郁大的，一定晚上睡得不好，所以说胃不和则卧不安。因为胃气不降，整个阳气收不到下面，阳不入阴，所以睡眠不好，脑袋不清静。

当今社会，脑袋静不下来的人很多。静不下来有两个原因，一个是胃气不降，第二个是背后清阳不升。因为今天时间有限，我只讲了左关和右关这两个点的郁滞。还没有讲左寸右寸、左尺右尺。左关和右关是两个要塞，是一个核心。把左关和右关调好之后，基本上左寸右寸、左尺右尺就都好了，所以核心问题就是在"关"这一块。关就是这个关卡和要塞，这个通了就通了，不通就会出现很多连带性的问题。

郁脉相当于脉象中的一个关键点，可以想像成一座山脉的主峰，而脉势则把所有的山峰连接在一块，把不同的海拔高度连成一块，构成整个山的脉势。通过这个脉势，就可以判断这个山的走势（图4-7）。

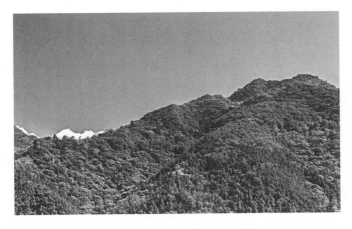

图4-7　脉势相当于山的走势

定脉势就是给人整体气机升降出入一个概括性的归纳，由脉势就可以推断出这个病的病势。知道了这个气机的走势，然后我们通过用药、扎针，调这个气的运行，这个脉势就会有变化。就好像我们出去旅游一样，你不知道具体的路怎么走，只要知道大概的方向，比如说从十堰到武汉去，上了高速之后，高速上面有个指示牌，到武汉往右边走，到西安往左边走。看到大体的方向之后，你就知道不会错。这个脉势就是提供整体的思路方向，按照这个方向用药就可以。如果脉势把握不清的话，就容易出错。

正常人的气机升降出入是顺畅没有壅滞的，是气顺血和、六脉平和的，所以无所谓郁脉和脉势。因为六脉平和就不存在郁脉这个点，六脉平和就不存在这个脉势，之所以出现郁脉，是因为脏腑某个地方堵住了。

出现脉势，是因为这个地方堵住了，能量流过来的地方越堵越厉害，它会进入高压区。在堵点的前方，因为能量过不去，会进入低压的状态。所以这个郁堵点的后方，能量会越积越多，前方能量越来越少，就会形成脉势。

所有的郁脉都会形成脉势。我们可以把三部脉看作三座山峰，三座山峰合在一起就是一条山脉，这条山脉的山势就由三座山峰的高低来决定。同理脉势也如此，想像成三座山峰，确立最高峰、次高峰，再用线连起来，脉势自然就出来了。这是个反复训练的过程。

如果大家还是不好理解的话，你们去砍一根竹子，这个竹子，每两节中间都有一个节，把眼睛闭上，上下抚摸这个节，这个节就叫郁脉点、郁点。这个竹子一头粗，一头细，你从竹子粗的一头一直摸到尾巴这一头，这么多郁脉点。一个头，一个尾，中间有很多郁脉点；一头粗，一头细，脉势也出来了，郁脉点也摸到了。

摸一根一头粗一头细的竹子，然后把眼睛闭上，从竹子粗的地方摸到细的尾上去，体会脉势和郁脉点；然后从细的地方到粗的地方再摸一遍，眼睛闭上，然后你就知道什么是脉势，什么是郁脉点了。

下面我们讲几个常见的脉势。

第一，上越脉（图4-8）。上越脉是什么呢？上就是寸，尺对应下，三个手指头放上去，首先感受到的是寸脉，再往下的是关脉，最后号的是尺脉。寸候阳，尺候阴。正常人的脉，寸脉是略浮的，尺脉略沉。但是寸脉浮得太厉害，尺脉沉得太厉害，两者相差太大，这个时候尺脉阳气都浮到上面去了，所以寸脉相对较亢，尺脉相对较弱，所以说叫上越脉。

这个脉多见于什么情况呢？多见于右手。因为右手主降，当右边降不下去的时候，自然而然会出现上越脉。当今社会右脉降不下去的人很多，基本上十个人有五个人是这种情况，所以在右手脉上经常出现上越脉。出现这种情况的时候，表明阳气郁在上面降不下来，郁在上面会出现咽喉肿痛、头脑昏沉、记忆力减退、鼻炎、反酸、打嗝、恶心，女的会出现乳腺增生，把这个气收到下面之后，所有症状就消失了。

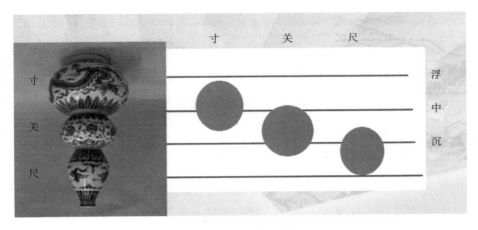

图4-8 上越脉示意图

第二，下陷脉（图4-9）。下陷脉首先能感受到尺脉的跳动，尺脉的跳动很厉害，再继续按的时候可以摸到关脉，最后再沉取可以摸到寸脉。就是我们寸、关、尺三部脉同时按，以相同的力度取的时候，先摸到尺脉，然后是关脉，最后摸到寸脉。寸脉浮取几乎摸不到，沉取才摸到，尺脉浮取就可以摸到，这种情况就是阳气沉在下面。

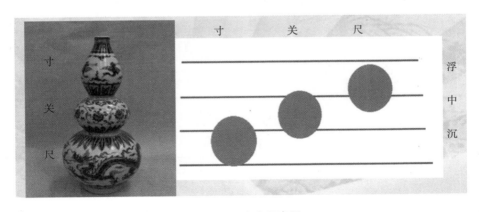

图4-9 下陷脉示意图

寸脉为阳，阳气郁在下面，寸脉沉弱一些，尺脉浮大一些，这样的情况对应什么呢？湿性趋下，当我们体内湿气重的时候，湿气就往下坠，下面形成有形的东西。凡是湿气重的，两条腿很沉重的人，尺脉会偏大一些。还有可能是湿阻气机，因为湿气是黏滞的，阻碍气机升发，寸脉就弱一些。所以湿气重的人，上面阳气弱，经常背心发凉，心脏功能也弱一些，因为心脏没有阳气滋养，就怕冷一些。这个脉用摸葫芦来体会，葫芦一般分三节，下面是个大肚子，对应尺脉。

第三，中郁脉（图4-10）。就是说你号脉的时候，发现病人中间这个脉是最大的。寸、关、尺中，寸脉、尺脉浮取不到，关脉浮取可以摸到，沉取也可以摸到，关脉独大，像这个葫芦一样。这种情况在左手脉上很常见，关脉独大，寸脉和尺脉都不明显，气机有向关部聚积的感觉。这意味着下焦虚，上焦虚，中焦壅滞。左手脉出现这种情况代表清阳不升，因为左手主升，升不上去，代表清阳不升。右手出现这个脉意味着浊阴不降，降不下来，所以说明中间堵住了。

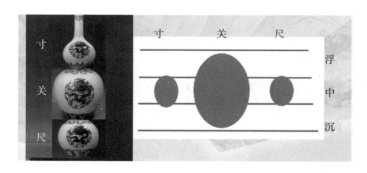

图4-10 中郁脉示意图

人体是个小宇宙，外面是个大宇宙，所以我们号脉的时候，其实是感受人的整体信息，我们刻意地去分左升右降，刻意地去分督脉任脉，刻意地去分五脏六腑，这是有为法。我们去感受这股气是无形的、无象的，只要明白它就是个能量在流转就足够了。

脉有个规律，左边以往上升为主，右边以往下降为主，左边也有升降，右边也有升降。左边升的同时也在降，右边降的同时也在升，但左边以升为主，右边以降为主。

左青龙，右白虎，前朱雀，后玄武。风水上有个说法："宁可青龙高万丈，不可白虎强出头。"意思就是说作为人体的话，宁可左边的气往上升，升得太过也没问题，但右边的气一定要降下去，因为即使升上去的太多，只要能降下去，正常的循环就能带动起来。如果右边的气降不下去的话，整个气就郁在上焦，就头昏脑胀、反酸打嗝，女性就会出现月经不调、脾气急躁、咽喉肿痛，有的会患乳腺增生；时间长了，还会患甲状腺结节、食管癌、胃癌等，这些疾病都与这个有关系（图4-11）。

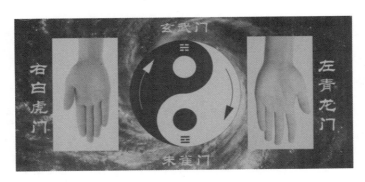

图4-11 四灵山诀与气机升降的关系

这次新冠肺炎，绝大多数人都呈现这种脉象。因为阳气降不下去，浮在上面，所以肺里有热，咳嗽、咯血。督脉阳气升不上去，背心发凉。当遇到肺里有热，咳嗽，痰中带血的时候，很多人会选择吃清热解毒的药。其实如果是阳气降不下去，你只要把阳气收到下面去，肺里的热自然就下去了，把胃调好，热自然就下去了。

新冠肺炎导致的人体右边的气降不下去的时候，会出现咽喉肿痛，肺不舒服，胸闷，这就是"白虎强出头"，把这个"白虎"收到下面之后，肺就清爽了，痰热都往下走了。左边的"青龙"要升上去，从背部升上去，骶骨到肩胛区这一块升上去的不是火，是湿热之气，里面既有阳又有阴。如果气从上面降不下来，热气浮在上面，就把阴性物质消耗掉了。很多肺炎病人刚开始阴不足，因为热浮在上面，时间长了郁而化热，最后咳嗽带血。只要把阳气收到下面之后，阳气正常循环起来，自然而然肺就不那么燥了。

这时候核心问题在胃上，胃气不降，上面的热就收不到下面去，我们称为相火不降。为什么叫相火不降呢？因为人体中所有的火只有两个，一个君火，一个相火，我们把浮在上面的火收到下面去就能补相火。收到下面之后，经过肾的气化，从督脉升上去，反过来这个湿热之气又滋润了上面的肺。所以不能吃大量清热解毒的药，调中焦脾胃才是核心。守好脾胃之后，它自然就下去了。如果是肺阴虚的病人加养阴的药，热很重的稍微加点清热的药。它的核心在中轴。这个气，白虎门收下去，青龙门升上来，在中轴这一块，脾胃这一块，守好之后就好了。

整个宇宙是非常庞大的，我们总希望找到一个模型去类比它。古人对尸体是非常尊重的，所以对尸体的解剖很少，他们是通过内证，反观内视来研究人体气的运行模式。气的运行方式是看不见摸不着的，需要一个模型，所以我们讲左升右降、后升前降、人体锅炉这些模型都是刻意的，一个有为法。其实人就是一个小宇宙，真正的宇宙是其大无外、其小无内的，我们既不能向外找到极点，也不能向内找到极点，我们所设计的所有模型都是在中间层面探求。

当我们的模型建立起来后，就容易被模型束缚，就会成为你前进的障碍。所以最好的脉法模型就是放空一切，用手去感受万物一体，你放空去感受这个脉就行了。比如说，这个脉如果跳得很快、很躁，就是体内有热。如果跳得很迟，跳动无力，就像一头老牛因为长期没吃草饿得很，拉车拉不动一样，是能量不够，要补点能量。

所以刚开始是有为法，后来是无为法，套用《金刚经》的话来说，脉法，非脉法，是为脉法。我们之所以谈脉法，是不得已谈这个脉法。非脉法，真正的脉不是这样的，它需要去感知。医者意也，当你感知到那个意境之后，再回来谈脉法，你用任何语言都没法描述这种状态，所以不得已称之为脉法。

横看成岭侧成峰，远近高低各不同。

不识庐山真面目，只缘身在此山中。

很多时候我们号的脉，像上越脉，又像下越脉，又像中郁脉，又有点弦，又有点滑，这是因为你沉浸在脉中。"不识庐山真面目，只缘身在此山中"，要退出来去看这个脉，感知这个脉。医者，意也！

中医的脉法既是个难关，也是个窍门，是个取巧，你掌握好之后，可以省很多事。

课后问答

问：胃气不降怎么处理？

答：其实这是个非常普遍存在的问题。《金刚经》里有云："何降伏其心？"因为心降伏不了，气就浮在上面沉不下去。所以从心法上讲，"降伏其心"就可以让气沉下去。怎么降伏其心呢？有一句话叫"应无所住而生其心"，就是不要把你所有的意识都停留在一个点上，不要一直纠结放不下来，过去就过去了，未来还没开始，要时刻活在当下。这时候你的心自然就清静下来了，这是心法。

在具体操作上，有为法方面，因为后升前降，你只要做促进后面升、前面降的动作，对这个病就有帮助。比如你可以去劈柴，当劈柴劈下去的时候，自然背后的气升上去，前面的气降下来，所以劈柴就可以促进督脉升，任脉降。如果家里没有柴劈，可以拜佛，拜佛的时候头一低下去，背后的气就升上去，前面的气降下来，后升前降。夫妻之间也可以互相鞠躬，这个头一低，气就降下去了。所有的促进督脉升、任脉降的活动，都可以治疗这个胃气不降。

今天分享的主题是"中医各家学说初探"。因为在整个中医的发展史上，存在很多学说流派，同样是给人看病，同样是救人，中医有各种各样的体系。比方说，同样一个病人，有的医生可能会说你的上焦有热，这是三焦辨证；有的医生会说你这是肺阴虚，这是脏腑辨证；还有的医生可能会说热在卫分，这是卫气营血辨证……

同样一个病，一些医生喜欢三焦辨证，一些医生习惯卫气营血辨证，有一些习惯脏腑辨证，一些习惯阴阳辨证，当我们对中医不了解的时候，这些不同的辨证体系，会让你感觉很玄乎。同样是一个病，为什么每个医生说的不一样呢？但是他们说的背后是同一个东西，只是不同的辨证体系描述不一样而已。就是因为这个辨证体系不一样，所以才会觉得中医说不清楚，道不明白，其实并不是辨不明白，而是你没有深入地去了解中医。

今天我们把各家的学说分别做个概述。这是一个大的话题，因为中医各家的学说、各个辨证体系在中医学院教材里面是厚厚的一本书，要用一个小时讲完，还是很有难度的。

现在问大家一个问题，假如有一个你从来没有见过的水果，你会怎么吃？就跟我第一次吃山竹一样，我就在想这个东西怎么下口，怎么吃呢？当你想吃一个你从来没有吃过的水果，你想知道里面是啥东西，想知道成分是啥的时候，你会怎么办呢？这时候有很多人会把这个水果切成两半——一刀切。从中医的角度来讲，"一刀切"就是把人体分为阴阳，我不管你怎么样，首先我给你分阴阳。当分了阴阳之后就一定清楚了吗？还是不清楚。就跟水果一样一切两半之后，还搞不清楚，怎么办呢？把阳这一块切成两半，把阴这一块切成两半，就是对应四块了，所以中医的思维说，分了阴阳之后，还有阳中有阴，阴中有阳，把阳再分成阳阴，把阴再分成阴阳，这就是四份了。分成四份之后就搞清楚了吗？再搞不清楚再继续分，二、四、八、十六……一直分下去，细分的目的是继续搞清楚，这是阴阳的二分法。

而有些人的探究方式是先分成三份，啪啪，砍成三截，看看里面是啥东西。那么类比于中医，也就是分为上、中、下三焦，我们号脉的时候称为寸、关、尺三部，然后号脉有浮、中、沉三部，还有表、中、里，大自然有天、地、人三才。我们中医分阴阳后，阳又分为太阳、阳明、少阳，一分为三，阴又分为太阴、少阴、厥阴，一分为三。这是三分法。三分法也是对整个事物的一种认识和分类法。

当我们分为上、中、下三焦后，上焦还可以再分，中焦也还可以再分，下焦还可以再分，要搞清楚的话，是可以一直分下去的。

还有四分法，分为东、南、西、北四个方位，分为青龙、白虎、朱雀、玄武四象，青龙主升，白虎主降，朱雀主开，玄武主藏。还有东南西北，春夏秋冬，佛家称四元素"地水火风"构成这个世界，它也是四分法。

当我们以四分法分的时候，它和三分法又不一样。如果你想用三分法来统一四分法，还不好统一，只有找到共点的时候才好统一。三和四不好统一，二和四好统一，二和三不好统一。

还有五分法，木、火、土、金、水五行，肝、心、脾、肺、肾五脏。肝脏属木，木里面也有五行，有木、火、土、金、水，火里面也有木、火、土、金、水，土里面也有木、火、土、金、水，金里面也有木、火、土、金、水，水里面也有木、火、土、金、水，五五二十五分。这是五分法。

这样看起来，每个人的方法、认识不一样，虽然角度不一样，但都是为了去认识这个整体。

现在大家设想一下，地球围绕太阳转一圈，一年一个周期；植物从春生夏长秋收冬藏，体内完成了一个生命周期的循环，一个大的升降循环；每天白天在升，晚上在降，也是一个循环。大循环里面是由很多小循环构成的，白天晚上是个小循环；时时刻刻，每一个当下，每一个点，它体内都有升降循环，不是白天只升不降，晚上只降不升，时时刻刻都有循环，只是看它以升为主，还是以降为主。就是说，我们去探究所有分法的背后，它其实就是一个整体，是"一"，是气。

我们有时候认识这个世界，总想从自己的角度去分个好坏，但是发现分法不一样，观点不统一，这个时候就很难达成共识，因为每个人站的角度不一样，分法也不一样。这个世界是个多姿多彩的世界，但是这个世界背后能够达成共识的不是三，不是二，也不是四，也不是五，而是一（图5-1）。

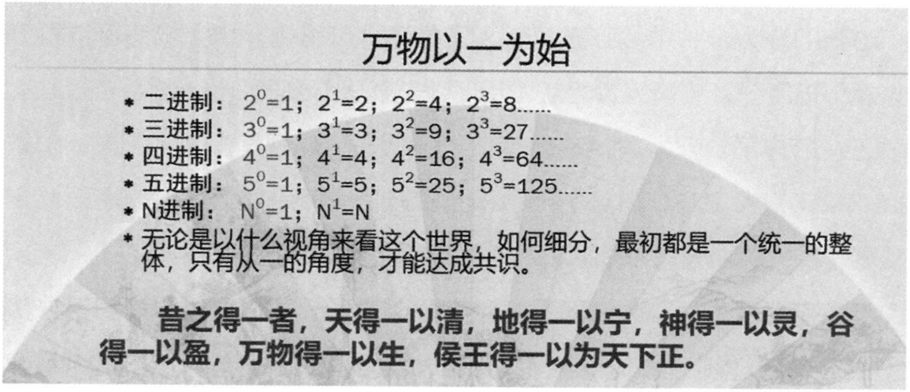

万物以一为始

- 二进制：$2^0=1$；$2^1=2$；$2^2=4$；$2^3=8$……
- 三进制：$3^0=1$；$3^1=3$；$3^2=9$；$3^3=27$……
- 四进制：$4^0=1$；$4^1=4$；$4^2=16$；$4^3=64$……
- 五进制：$5^0=1$；$5^1=5$；$5^2=25$；$5^3=125$……
- N进制：$N^0=1$；$N^1=N$
- 无论是以什么视角来看这个世界，如何细分，最初都是一个统一的整体，只有从一的角度，才能达成共识。

昔之得一者，天得一以清，地得一以宁，神得一以灵，谷得一以盈，万物得一以生，侯王得一以为天下正。

图5-1　借用数学模型来认识自然万物

我们今天借数学模型来看，二进制，二的零次方等于一，二的一次方等于二。二的一次方就是分阴阳，二的二次方就是阴中有阳，阳中有阴，分成四了。

三进制，三的零次方等于一，三的一次方等于三，相当于天、地、人，上、中、下，浮、中、沉，按三的三分法来分。三的二次方等于九，那么上、中、下，上焦又分为表、中、里，中焦、下焦也分为表、中、里。所以三分法，三焦又各有表、中、里。

四进制，四的零次方等于一，东南西北四方，青龙、白虎、朱雀、玄武四象是古中医的思想体系。

五进制，五的零次方等于一，五的一次方等于五，相当于五行，肝、心、脾、肺、肾。五的二次方等于二十五，相当于肝中也有木、火、土、金、水，也有五行，心中也有木、火、土、金、水，肺也有木、火、土、金、水……五五二十五。

其实，它有N种分法，所以N的零次方等于一，N的一次方等于N，无论你怎么分，最初的零次方都会是一，能够达成共识的，是站在一的角度的一。无论怎样来看这个世界，如何细分，能够统一的一定是那个一，而不是后面这些数字。

《道德经》说："昔之得一者，天得一以清，地得一以宁，神得一以灵，谷得一以盈，万物得一以生，侯王得一以为天下正。"

当你放弃了"一"，从其他角度分的时候，这个世界是越搞越复杂的，只有回归到"一"的时候才能够达成共识。

我们活在三维的世界——有长、宽、高的这个三维的世界，增加一个维度就变成四维世界，从三维到四维、五维到六维，随着维度的增加，自由度越来越高。十维在什么地方呢？十维在当下。人是一个复合体，既存在三维，也存在四维，也存在五维。就是说，我们的肉体在三维，但我们的能量、思想意识可以提升到N维，通过练习可以把意识提升到五维、六维去。

维度越高，自由度越高；维度越提升，越丰富多彩。三维里面有无穷多个二维，就好像一个土豆，土豆是一个立体的三维，这个土豆可以切成无穷多个土豆片；每一片土豆片，它是一个平面，在二维；土豆片可以切成无数条土豆丝，每一条土豆丝可以切成无穷个土豆丁。

一维是一条线，但是所有的线都是点构成的；二维是一个面，是由线构成的，也是由点构成的；三维是一个立体，有长、宽、高，但也是由点构成的。所以不管是三维也好，二维也好，它都是由点构成的。

这个土豆，不管是土豆片也好，土豆丝也好，整个土豆也好，都是由非常小的土豆微粒构成的。当我们从零维去讲的时候，零维就是这个"丁"——土豆丁，这是一个点。当从这个角度去考虑的时候，我们的想法就可以通到N维，因为不管哪个维度都是由这个点构成的。

所以如果我们要去找世界的真相，从三维到四维到五维到六维这么走的话，你可能会迷失在五维、六维的世界里。维度越高，越容易迷失在里面，因为里面越丰富多彩，三维比二维丰富得多，四维比三维更丰富。当你意识到四维、五维的时候，你就有可能迷失在五维。

如果要达到N维的话，从下往上走，难度会越来越高，因为会有迷惑性。如果从三维往二维走，二维到一维，一维到零维，那么零维就可以直接通到N维。所以我们只需要守住当下这个点，这是最本质的东西，无论这个世界多复杂，我们都可以搞清楚。

中医理论里有一个"气一元论"，这个气是宇宙的本源，是构成天地万物的基本物质。气也是生命的本源，是构成生命的基本物质。

"黄帝问于岐伯曰：愿闻人之始生，何气筑为基，何立而为楯，何失而死，何得而生？岐伯曰：以母为基，以父为楯，失神者死，得神者生也。"人的生命来源于父母之精气，谓之"先天之气"。气也是维持生命活动的基本物质。

《内经》中认为：天地合气，命之曰人。天食人以五气，地食人以五味，设或人体一刻无气、七日绝谷，则生命危殆。人的生长壮老已，健康与疾病，皆本于气，气聚则生，气壮则长，气衰则老，气散则死。

用气一元论的思维来认识疾病变化，导致人体生病的原因统称为"邪气"，病理变化则是人体之气的失常。故《内经》说：百病生于气也。气生百病，变化万千。疾病的发生、发展、变化与气的生成和运动失常有关。气的生成不足，发为气虚；气的升降出入运动失常，称为"气机失调"，包括气滞、气逆、气陷、气闭、气脱等。此外，脏腑之气、经络之气的失常也是发生疾病的根本所在。当我们从气一元论，从气的角度去理解的时候，就可以达成共识。

人体小锅炉我们前面讲过，人体气化模型图非常重要，在这里我们可以稍微地总结一下。人体就像一个小锅炉一样，下焦促进气化作用的产生，蒸汽在肾阴和肾阳的作用下产生气化作用，产生的气徐徐往上升，通过中焦脾胃升清降浊，然后清气往上升，浊气往下降。通过肺往上宣发，进入皮毛，滋养皮肤毛发，再进入头，滋养我们的头部。然后通过肺的敛降作用，上面的阳气由阳转阴，变成液态物质往下走，可以滋养我们的五脏六腑。所以叫"清阳发腠理，浊阴走五脏；清阳实四肢，浊阴归六腑"。下面浊阴往下走，滋养五脏六腑，同时循环到下面锅炉的水里，继续完成气化作用，这是一个正常的升降循环。

当我们看到一个活生生的人的时候，我们要想到他体内有一股气在气化、在升降，阴阳在转换。天地之间的水汽，地气上为云，天气下为雨，时刻在循环。植物体内也存在地气上为云，天气下为雨，所有的生命都存在。所以我们从这个角度去想，就可以更好地理解这个思维。

中医在不同的时期，针对疾病的表现形式，创立了多种辨证体系。常见的有八纲辨证、病因辨证、六经辨证、卫气营血辨证、三焦辨证、脏腑辨证、经络辨证、气血津液辨证。

各种不同的辨证体系会形成许多流派。接下来我们尝试从人体气化的角度，针对各种辨证体系进行分述，回归医道。看能不能通过气一元论，从气化的角度，把这些辨证体系统一起来，这样就可以执简驭繁，便于大家学习。

我们先讲六经辨证。六经辨证是以《伤寒论》为代表的。六经辨证是治疗外感病的一种辨证方法，它根据外感疾病在发生过程中的表现，把证候以阴阳为纲分成三阴、三阳六部分，三阴分别为太阴病证、少阴病证和厥阴病证，以五脏的病变为基础；而三阳分别为太阳病证、阳明病证和少阳病证，以六腑的病变为基础。

在疾病的传变和治疗当中，无论是三阴或是三阳辨证，始终将固护脾胃、固护津液、调畅三焦、调和营卫作为整体思想，贯穿始终。

固护脾胃：前面小锅炉讲过，脾胃在中焦，脾气主升，胃气主降，脾升胃降。当脾胃顾好之后，整个中焦的气升清降浊，就旋转起来。

固护津液：津液是气化的物质基础，固护津液非常重要，津液可以转化为气，气和液是一体的。

调畅三焦：三焦是气运行的通道，也是火的通道，水的通道。我们常说三焦通畅，百病不生。三焦通畅以后，则气运行通畅，无滞无碍，不会得病。

调和营卫：开阖有度，升降有序。三阳本为一阳，合而为一，分而为三；合为一阳，分为三阳。三阴本为一体，合而为一，分而为三。

下焦气化之后，产生的这个气比较弱，属少阳之气，这股气徐徐往上升，到中焦得到脾胃水谷的滋养，越来越强，再到上焦得到肺中清气的滋养，由下面比较弱小的气，到上面越来越强。然后到上面它会布于表，会产生一个抵抗力，卫外之气。这个阳会向阴转化，它又会把这个阴液慢慢往下收回来，把它收到下焦去，形成一个循环，就是地气上为云，天气下为雨的过程。

人体内的这个阳气是由阴向阳转化的，水液是由阳向阴转化的。所以人体内的阳气是从下往上走的，是阴经，包括足太阴脾经、足少阴肾经、足厥阴肝经，从下往上走，阳气是靠阴经往上升上去的。上面的足阳明胃经、足太阳膀胱经、足少阳胆经，它们是从上往下走的。从下往上走的是阳气往上输送，从上往下走的是由阳向阴转化，一个升，一个降。

当你受寒之后，足太阳膀胱经是往下走的，上焦的阳气是由阳向阴转化，所以寒邪就会深入进去。很多时候，我们往往搞反了，总以为这个足太阳膀胱经是护外作用。其实阳是从下往上升的，阴是由上往下降的，人体正常的阴和阳运行的方向要搞清楚。

比如我们喝麻黄附子细辛汤，喝完之后会口舌生津。因为它通过足少阴肾经，上行到舌根这个地方去，通过附子、麻黄气化下焦之后，通过足少阴肾经升上去之后才口舌生津，所以阴经是往上升阳的。

阳气不代表阳经，阴气不代表阴经；阴经不代表阴气，阳经不代表阳气。就是说，这个阴是体阴而用阳，阳是体阳而用阴。

我们再来讲病因辨证。病因辨证是外感病辨证的基础，它是通过分析病人的病情特点和症状，来推断疾病发生的原因的一种辨证方法。它把导致疾病发生的原因分为四个方面，即七情、六淫、外伤和饮食劳逸。

刘完素（刘河间）代表的寒凉派，学术上以倡言"火热论"著称，认为《黄帝内经·素问》中的病机十九条大都是火热为病，倡导火热病机，并从表里两个方面提出治疗火热病的一套方法。他根据人的体质及热性病流行特点，总结治疗经验，反对套用古方，力排用药燥热之偏，善用寒凉药，收效甚佳，对后世治疗温热病有很大启发。他善用防风通圣散、双解散等方治疗。

根据防风通圣散制成的中成药防风通圣丸临床应用非常多。从气一元论角度来理解，无论是外感还是内伤，无论是七情还是六淫，最终都会导致人体气机的运行失常。这个气运行失常、郁滞之后，阳气会郁积化火，叫"气有余便是火"。这个时候通过表里双解的思路，即可恢复气机的正常运行。因为阳气郁积在体内会化火、伤阴、伤津液，出现大便干结。这个时候通过防风通圣丸清里的作用，就可把这些有形的郁滞清理掉，然后通过解表的思路让体内郁滞的阳气得到疏散、释放，这样从表里两个角度恢复体内的升清降浊。

所以在广东沿海一带流传一个说法，叫"有病无病，防风通圣"。因为我们正常人体内气的运行或多或少都会有郁滞，郁滞之后会化火，化火之后会伤津液，阳气不能输布，所以这个时候要解表清里、双管齐下。但是用药时也有一定技巧，就是中病即止，不能清里清得太过，清里太过就会造成腹泻，从而又伤了津液。我们清里的目的是疏通郁滞，清理肠道有形之邪。

很多小孩食积发烧，成年人长期不做体力劳动，手脚心发烫，大便不畅，这些情况都可以通过解表清里的思路来治疗。解表的目的就是把体内郁积的能量疏散出去，把体内有形的邪气排出来，恢复体内气机的正常运行。不过要中病即止，出现腹泻的时候，这代表通里的作用达到了，就不要再吃药了。

刘完素的理论非常实用，从气一元论角度讲是非常有道理的。它就是解决一个阳气郁滞的问题，通过解表清里的思路可以把体内的郁热清除掉。在这条思路指导下，我们治疗了很多牙痛病人。病人吃凉的、热的，牙痛都会加重，这是因为热闭在了里面，如果让气机舒畅，热就释放出来了。火是阳性的，是流动的、疏散的，只要上火，一定是有郁闭情况存在。

这种治疗思路不仅可以治疗很多内科病，也可以治疗很多外科病。比如头上长火疖子、长疮，治疗时单纯泻火不行，因为它还存在郁滞，这个时候还需要配合解表的思路治疗，表一解郁热就散了。所以薄荷、连翘是很好的疮科药，它们可以通过解表把郁热散掉。刘完素从"火热论"的角度治疗了很多内伤杂病和外科病，其实从阳郁的角度来理解，就好解释了。

接着我们讲卫气营血辨证。卫气营血辨证是用于外感温热病的一种辨证方法。它把疾病分为四种证候，每种证候都表示温热病在发展过程中由浅入深、由轻到重的一个阶段，还表示不同的病变部位。这四个阶段分别是卫分病证，病在皮毛和肺；气分病证，病在胃肠、胆、胸；营分病证，病在包络或心；血分病证，病在肝、肾。

以叶天士为代表的温病学派，认为"温邪上受，首先犯肺，逆传心包"，概括了温病的发展和传变途径，成为认识外感温病的总纲；还根据温病病变的发展，分为卫、气、营、血四个阶段，作为辨证施治的纲领；用药多以寒凉轻灵为特点。

现在很多伤寒学派非常抵触温病学派，认为温病学派用苦寒的药伤人，其实是他们没有理解温病学派的精髓。温病派用药讲究寒凉轻灵，他们用寒凉的药剂量都很轻，且大部分药都有解表透发的作用。比如金银花、桑叶这些药都有辛凉透发的作用，这类药都是很灵动的，不是苦寒直折的。

从气一元论的角度来理解，人体上焦为阳气所居，感受温热邪气之后，易伤阴分，容易形成燥热之气，浮于上焦，用寒凉轻灵的药物作用于上焦，可以促进浮躁之气收敛，同时恢复肺的宣散作用。辛凉透表的方剂如银翘散、桑菊饮。

我们用很少的苦寒药就可以促进气降下去，比如用2克大黄或2克金银花泡茶喝，少量苦寒的药喝下去可以在上焦形成一个很清凉的场，这个清凉的场可以促进上焦的阳向阴转化。当阳向阴转化时，这个阴往下走就可以滋养我们的五脏六腑。

"清阳发腠理，浊阴走五脏，清阳实四肢，浊阴归六腑。"阴向下走就会滋养我们的五脏六腑，并且可以促进下焦的气化作用。因为下焦只有阳没有阴的话，就没法气化了。

肺居上焦，为阳气所居，相对阴分少一些，所以肺为娇脏，很容易受温热邪气伤害。因为温热邪气通过口鼻进入人体后，很容易伤到肺里的阴分，形成燥热之气。

人体胸腔属阳，腹部属阴。女性做妇科B超会发现盆腔有少量积液，大夫会说你这是生理性积液。因为腹腔属阴，下焦气化不足时，会形成少量积液，这是可以理解的。但如果胸腔存在少量积液的话，医生绝对不会说你这是生理性的积液。因为上焦属阳，阴分少，有积液存在时，病情就复杂了，就重了。

温病学派善用寒凉轻灵的药物来治温热浮燥的上焦之热。如果咽喉肿痛，你可能会说要喝点麻黄附子细辛汤、葛根汤之类的。其实就是阳气郁积在咽喉这一块，用2克金银花泡水，慢慢地喝，可以清热解毒，形成一个寒凉的场，把上焦的热由阳向阴转化。上焦的热遇到寒凉的药物的时候，会变成阴性的物质，由阳向阴转化，再通过金银花辛凉透发的作用，把表解开，把郁热透发出去。

新冠肺炎1号茶方：苍术3克，金银花5克，陈皮3克，芦根2克，桑叶2克，生黄芪10克。

这个新冠肺炎1号茶方开得非常好。金银花、桑叶可以清理上焦浮在肺里的燥热。芦根能滋阴，中间是空的，有通的作用，能养胃阴，如果疾病从肺向胃转移的话，由卫分向气分转移的时候，芦根就可以阻断这个环节了。苍术可以燥湿健脾，如果新冠肺炎病人存在寒湿困脾的情况，用《伤寒论》的方子也可以治。但刚开始发病的时候肺中阴分不足，肺中有燥热，这个时候需要用少量寒凉轻灵的药把燥热之气收下去，同时启动下焦的气化作用，把寒湿困脾的格局解开，所以这个方子非常好（金银花、桑叶、芦根、苍术、陈皮、黄芪）。

最近我们临床上用一个方子：乌梅、苍术加冰糖。乌梅和冰糖酸甘化阴，可以把胃中阴分补起来，胃以降为和，酸甘化阴后胃气就开始向下降。乌梅可以促进肺气下敛，配上苍术燥湿健脾，加强脾的升清。苍术把寒湿困脾的困局解开，乌梅配冰糖把阴分养起来。苍术10克，乌梅10克，冰糖适量，熬水喝，对本次冠状病毒引起的舌尖红，舌有裂纹，根部舌苔白腻，食欲不佳的病人有很好的疗效。

接下来讲三焦辨证。三焦辨证也是关于温病辨证的方法，它包括温病的三个部位，即上、中、下三焦病证。

上焦病证的临床表现为身热、自汗、口渴或不渴而咳、神昏谵语、邪入心包等；中焦病证的临床表现为口干咽燥、便秘、腹胀、面红耳赤、小便不利、舌苔黄黑等；下焦病证的临床表现为神倦、口干舌燥、耳聋、手足蠕动等。

三焦辨证以吴鞠通为代表。吴鞠通在全面研究上迄《黄帝内经·素问》、张仲景，下至吴又可、叶天士的相关学说后，把温病传变与脏腑病机联系起来，提出将温病分为上焦（肺与心）、中焦（胃与脾）、下焦（肝与肾）三个阶段，即所谓"三焦辨证"的理论体系。从气一元论的角度可以理解为：上焦阳气受温热邪气，耗阴伤津而成燥热，重者热扰心神；中焦受邪，升降失司，闭而不通，易出现便秘，腹胀，面红耳赤，小便不利；病入下焦，人体气化功能减弱，上焦无以受气（阳气不足），所以会出现口干、神倦、耳聋、手足蠕动等状况。三焦实为一焦，分而为三，合而为一。

病在上焦，用辛凉的药物；病在中焦，用调脾胃的药物；病在下焦，用恢复气化的药物。在下焦的时候，用达原饮，来解决三焦的问题。

我们再来讲脏腑辨证。脏腑辨证主要根据脏腑的一些生理现象、功能及病变情况，对疾病的证候进行分析，从而判断疾病的正邪盛衰、性质和部位。脏腑辨证以张元素为代表，他非常重视脏腑辨证及扶养胃气的思想，对李杲（李东垣）创立的以"补土"为特色的脾胃理论有重要影响，并最终成为易水学派最突出的理论特色。

张元素创制了治疗脾胃病的代表方剂枳术丸（枳术丸来源于仲景《伤寒论》的枳术散），该方具有治痞、消食、强胃的功效。用白术二两，枳实麸炒黄色去瓤一两，同为极细末，用荷叶裹烧饭为丸，如梧桐子大，每服五十丸。多用白汤下，不拘时日。白术用量多于枳实，则以补养脾胃为主，兼治痞消食。配荷叶芬芳升清，以之裹烧。又用米饭为丸，米饭可以滋养脾胃之气、水谷精微，与术协力，则更能增强其养胃气的作用。

这个方子很好，很多小孩常见的食积、消化不良，很多成人腹中有包块、肠道有积，都可以用这个方子。仲景说"腹大如旋盘，枳术散主之"，就是说，腹部大、脂肪多、肠道有积，都可以用枳术丸。

这个"荷叶裹烧饭"啥意思？这里要解释一下。大家有没有吃过荷叶蒸饭？就是荷叶垫在蒸笼里，然后把米饭铺在上面。还可以用荷叶包米捆扎好后用水煮熟，也可以蒸熟，整个过程和做粽子的方式差不多。

荷叶饭非常清香芬芳，有升清的作用，荷叶能够除湿升清。荷叶按照《易经》的取象是震卦，所以荷叶能疏肝，升清，做出来的饭非常香。荷叶裹饭，然后白术和枳实粉为丸药，用白汤下，白汤就是白开水，每次喝50毫升左右，这样能够补养脾胃，消痞消食，肠道有包块的、经常肠积的、消化不良的、小儿疳积的，都可以用这个药，非常好用。家人如果腹部有包块的，小孩子经常消化不良的，可以考虑在家里做枳术丸给家人吃。

因为张元素非常注重脏腑辨证，而在脏腑里面，他认为脾胃是根本，因为脾胃是后天之本。如果不从脾胃入手，不从后天之本入手，就不可能把脏腑调好。所以易水学派是补土派，易水学派以注重脾胃为主。

从气一元论的角度来理解，因为脾胃在中焦，下焦气化之后，必须要通过中焦，脾主升，胃主降，它们带动起来，气才升得上去，这是一个角度。另一个角度，气来自三个地方：第一，肾为气之根，气的根在肾，是肾的气化作用产生的；第二，脾胃产生水谷之气，后天之本能滋养这股气；第三，肺主气，能够吸收大自然的清气，三气合为一之后，构成这股气。脾为后天之本，所以脏腑辨证非常重视脾胃，从气一元论的角度就很好理解了。

我们再来说经络辨证。经络辨证主要是对中医经典著作里记载的奇经八脉的一些病证的综合，经常错杂于脏腑、气血辨证之中。经络辨证包括十二经脉病证和奇经八脉病证。十二经脉病证又包括手太阴肺经病证、手阳明大肠经病证、足阳明胃经病证等十二种病证。奇经八脉病证包括任脉病证、督脉病证、冲脉病证等病证。

它是通过经络来进行辨证的，经络是气血流经的通道，气能行血，气能生血，气能载血，本身就是混元一气，流行输布。总而言之，下焦气化之后，受到中焦水谷之气的滋养，上焦受到肺气的渗透，这时候构成混元一气。这个气在体内输布的时候，你可以说是借经络在输布，也可以说借三焦在输布，因为它无处不到，十二经脉和奇经八脉相对而言是比较主要的通道。

所以从经络是气的流通通道来讲也是很好理解的。但是前提是必须要有气，如果气化都没有了，这股气都没有了，经络辨证也没有用了。所以气足之后，下面的气化作用正常，再借助经脉的流行输布，就可以输布到全身去，完成一个升降开阖。

督脉是阳气的总督，所以气化的阳气肯定要沿着督脉往上升。冲脉是前后左右的中央，可以理解为调和阴阳、调和气血的，冲脉为十二经脉之海，任脉是阴脉之海，任脉主阴，督脉主阳，冲脉调和十二经脉。

最后是气血津液辨证。气血津液辨证主要是运用气血津液的理论来分析气、血、津液发生的病变。它主要分为四个部分：气病辨证，包括气虚证、气陷证、气滞证和气逆证；血病辨证，包括血虚证、血瘀证、血热证、血寒证；气血同病辨证，包括气滞血瘀证、气虚血瘀证、气血两虚证、气随血脱证和气不摄血证；津液辨证，包括津液不足证和水液停聚证。

气血津液，本一气所化，在阳为气，在阴为血为津为液，气化不及，输布不畅，自然会呈现出异常。所以说，从气一元的角度去理解气血津液辨证就会变得很容易。比方说血虚的病人，只补血还不行，要从最下面肾的气化来解决问题，因为肾的气化是肾精的气化作用产生的。所以你看，肾主骨，骨藏髓，西医讲骨髓就是造血器官，当你肾精不足的时候，也会血虚。所以整个气，从下面往上走的时候，就能生血、能行血，它是一体的。

下面再介绍几个学术流派。首先是温补学派，以张景岳和薛己为代表，他们其实也是从下焦气化的角度提出来的，其中肾气丸独得其妙。肾气丸用六味地黄丸来补水，用附子、肉桂来补火，在水火的共同作用下，产生气化作用。肾为气之根，从根入手，阴中求阳，阳中求阴，阴升阳降，循环无端。所以，温补学派从气化角度很好理解。

现今社会很多人阳虚，其实单补阳不行，为什么呢？因为只有阴阳和合之后才能产生气化，所以金匮肾气丸是以六味地黄丸补水的药为主，加上一点补火的药，水火共同作用才能产生气化，这才是产生气化的原理。

善补阳者必于阴中求阳，阴可以向阳转化，善补阴者，必于阳中求阴。因为整个阳气升到上面之后，上焦是阳，下焦是阴，阳中求阴，上焦的气收到下面去之后，阳就向阴转化了，阳中求阴，阳能生阴。阳能生阴，阴能生阳，阴阳互相转化，所以温补学派从肾为气之根、从下焦入手。

很多人喜欢泡药酒喝，喜欢用鹿茸、海马、鹿鞭等补肾壮阳的药，白酒本身就是阳性物质，再加上大量的阳性药，这样的药酒叫作有阳无阴，喝下去后一团烈火，如果没有阴性物质，这个酒喝下去就会不舒服，很多人喝了之后高血压、流鼻血。有个朋友说，他家人喝药酒差点喝死了，送去医院抢救。所以，不管是开方也好，泡药酒也好，做菜也好，一定要阴阳相互搭配，阴中求阳，阳中求阴。

所以，泡药酒的时候，要加入阴性物质，阴阳相互转化。比方说，泡药酒的时候放点冰糖，口感就很好，或者放点麦冬，麦冬泡酒也很好，用这种阴性的东西，再加点阳性的东西，相互转化，整个气化的作用就会加强。

再来说滋阴派。滋阴派是朱丹溪创立的，该派治疗以滋阴为主。他创立的"相火论"，秉承"阳常有余，阴常不足"的论点，重视阴血，认为阴精难成而易亏，强调保护阴气的重要性，确立滋阴降火的治则，为倡导滋阴学说打下了牢固的基础。

"相火论"指出，正常相火虽为人身动气，但若因物欲妄动，则可成为贼邪；在治疗上，朱丹溪注重滋阴、养血、清热，反对滥用温补和盲目攻邪，并在此基础上，确立滋阴降火的治则。

这个思路很好理解。因为《内经》里讲，今时之人，以酒为浆，以妄为常，醉以入房，以欲竭其精。现在的人心很浮躁，人心浮躁不仅在现代，从《内经》成书到现在的几千年都是这样的，这是人的通病。下焦气化作用产生之后，阳气升到上焦，升到上焦之后，最大的问题是阳不入阴。

我写过一篇关于失眠的文章——"治疗失眠竟然如此简单"，结果点击量达到了27万多，说明啥？失眠的人太多了。失眠就是阳不入阴，阳气浮在上焦，降不下来，长期下去就成了邪火。按朱丹溪的观点，就需要滋阴降火，因为火浮在上焦，阳不向阴转化，下面就阴亏，气化作用就减弱。阳气浮在上面扰心神，晚上睡觉脑袋就静不下来、多梦，所以他才用滋阴降火的治法。

从气化角度来讲，下焦相火产生气化作用，阳气蒸腾到上焦之后，必须完成另外一个动作，就是天气降为雨的过程。

当人心浮躁，思虑过度，这时候阳气就容易浮在上焦，降不下来，这叫久旱无雨，下面阴亏。下焦阴亏就会形成相火过亢，所以朱丹溪提出滋阴降火的学说。

那么从气化理论的角度，从当代人个性角度、思虑过度的角度，从不干体力活的角度来看，他的学说是可取的。

其实滋阴降火时，比如说用六味地黄汤，或者左归丸滋阴降火时，可以在上面稍微用一点点苦寒的药。因为在上面用凉药时，就可以帮助完成天气下为雨的过程。长期不下雨，天上云彩都浮在上面，这时候用人工降雨，打一个干冰炮弹上去，冷空气一凝聚，云彩就会变为雨降下来。那么人体阳气浮在上焦，只需要用少量寒凉的药物，就可以把这股阳气敛降成阴性物质降下来。所以温病派用寒凉清热的药物和朱丹溪滋阴降火的理论，完全可以统一起来。这两个思路，一个是作用于上焦，作用于温热邪气伤肺，从这个角度出发，就用剂量很轻的寒凉清热的药物；而滋阴派是从下焦入手，把阴分提起来。角度不一样，却达到了一样的效果。

我们曾经治疗过一位胃气不降、长期反酸的病人。因为胃气不降，长期反酸，阳气就浮在上面，阳不生阴，我们称之为金不生水。肺与肾叫作金水相生，金不生水，阳气浮在上焦，下面肾阴就不足。下面肾阴不足，这时候就会反酸。怎么办呢？病人吃了很多药都没治好，最后来我们这里治疗。很简单，重用熟地黄80克，加上半夏。首先用熟地黄把下面的阴液填起来，阴液填起来后，整个下焦的气化才能加强，因为有阳有阴才能气化。长期胃气不降，阴液不足，整个下焦气化就弱，相火偏旺。把气化作用加强之后，整个五脏六腑的能量就起来了。然后再用半夏降胃气，这就是金水六君煎的思路。病人喝了几服药很快就好了。

再来说脾胃派。脾胃派是李东垣创立的，他以补土为主，也称为补土派。李东垣撰写了《脾胃论》，创立了脾胃学说，认为脾胃为水谷气血之海，后天之本，虚则百病丛生，主张疾病从脾胃入手治疗。

李东垣讲这套理论时，当时为战乱年代，老百姓吃不好喝不好，饮食跟不上，所以后天的水谷精微不够。因为人体的气化作用，除了下焦肾精的气化作用外，它还需要中焦水谷精微的滋养作用，当中焦水谷精微滋养之后，胃主降，脾主升，就带动了整个气化，整个气才会足。此外，还需要大自然的清气。

现在很多人熬夜同房，消耗太过，把下面肾精伤了，所以下焦气化不够。而中焦的水谷精微呢？现在生活富足了，基本上吃得好、喝得好，脾胃这块不是虚证，反而是实证，因为多余的水谷精微脾胃运化不了。另外，现在呼吸的空气不好，雾霾很重，吸收的不再是大自然的清气。

体内这个气的问题，第一是下面肾精这块不够；第二是中焦脾胃吃得太多，消化不了，比如说大鱼大肉，或很多东西吃了运化不了；第三是肺吸取不了大自然的清气。所以气出了问题是这三大原因导致的。

那么要调理的话，第一是早睡觉，少熬夜，清心寡欲，把下面的肾精养起来。因为下焦肾为气之根，有气化的作用。第二是中焦脾胃这一块，七分饱，多吃素，少吃肉（不是完全不吃肉），让中焦脾胃运转起来。第三是肺这一块，要到山里住，吸收大自然的清气。这三条满足之后，那么人的整个体质就提升起来了。

李东垣创立"脾胃论"学说的时候，空气肯定比现在好，人们下面肾精气化也还可以，只是就中焦水谷精微比较弱，他认为脾胃为水谷气血之海，后天之本，所以他从脾胃入手。从脾胃入手还有什么好处呢？左右是阴和阳，前后是阴和阳，万物负阴而抱阳，冲气以为和。这个"冲"是通"中"的，中焦也对应脾胃，所以脾胃之气能够通冲脉（中脉）。所以说调脾胃之气，不仅仅是调水谷精微的问题，还能调整个气机的升和降。按照黄元御的说法，土枢四象，中轴转起来后，前后左右的气就都转起来了。

那么我们现在这个社会，如果不知道怎么治病，就调脾胃，这样就可以治病。陈修园写了一本书叫《医学实在易》，其中有一个关于头痛的治法，里面提道：逍遥散通治所有头痛。为什么逍遥散通治所有头痛呢？因为逍遥散是疏肝健脾的。肝和脾调好之后，可以促进整个人体气化，促进清气向上升，脾主升清。肝在脾的带动下向上升，所以逍遥散可以促进下焦的气向上升，从中焦入手，促进升清的作用。当阳升到头部之后，头部自然有抵抗力了，正气一足，就可以解表。

现在很多头痛是因为头受寒之后，表面有寒，热郁在了里面。所以治疗头痛的时候，很多要用到解表的药物。解表后，正气一足，自然就把邪气排出去了。像李可老先生治头痛时，就用川乌、草乌等一些温性的药，涂抹在头部，同样可以把头部的寒散掉。只要头一出汗，不受风，头痛就好得快了。所以逍遥散通治所有头痛。

下面说一下火神派。火神派脱胎于《伤寒论》，更主张补阳为主。如果说伤寒派以辨阴阳为主、三阴三阳以阴阳为主的话，那么火神派更主张三阳这块，阳主阴从。从气化角度来看，也是如此。因为只要下焦气化加强之后，整个能量循环带动起来，很多病就好了。只是这个着重点不一样。

火神派在阴和阳这块更偏于阳，因为阳主阴从，所以干姜、肉桂、附子、麻黄用得比较多。当用大量附子时，怎样保证这个火不伤人；这个热气被气化加强之后，怎样让这个火正常地流行输布，这有一个技巧。重用附子之后，会用大量的甘草把这个火伏住，然后再用一些药把这个火从背部升上去，因为背部是阳气的总督。如果火能从背部升上去，再大的火也无所谓，再多的附子也无所谓。就好像开车一样，在高速上可以开到一百二十码，但是在乡间小路上，可能只能开二十码。但如果火伏不住，不从背部走，而从前面走的话，走任脉，从前面升上去，就会出现咽喉肿痛、心律失常。附子的副作用导致死亡主要是因为心律失常、急性心衰。

只要把附子的火伏住，然后通过中宫的扭转从背部升上去，这时候就好办了。所以火神派用砂仁，砂仁可以纳气归肾，把气向下收，用甘草来伏火，还有防风。

为什么用防风呢？有人说防风解附子毒，其实防风并不是解附子毒，防风是开天门的，黄芪启地户。防风是把背部夹脊关附近打开，开天门。因为当大量用附子把下焦气化加强之后，在中焦用甘草伏火，那么阳气往背后向上升时，如果夹脊关堵住，背部不通的话，这火会通过这些背部的穴位直接渗到心脏中去，向前胸辐射，那么心脏就受不了。

防风可以把背部这个地方打开，叫"防风开天门，黄芪启地户"，这是道家的用法。凡是经常背部不舒服的，背部僵硬的，用附子时一定要配防风。所以说不是防风解附子毒，而是协助附子让体内阳气能够正常运行。

我们再来说说人的结构。人的结构就是三块——精、气、神。神是心神、元神、思维意识，是看不见摸不着的，能够存在于三维、四维、五维、六维，能通这个N维的。所以我们修的是这颗心，修的是心意识，神能够通N维，而不是肉体通N维。很多人说，通过站桩打坐，能够让肉体到十维去。其实肉体本身就在N维，只是因为思维意识不到那个维度去，当思维意识到那个维度去时，肉体自然就跟那个维度相通了。

肾为生气之根，脾胃为气血生化之源，肺为气之主。气往上可以养神，气往下可以化精。气能化精，气能生血，气能转化为有形的精，精是有形的身体，分为先天之精和后天之精。精能化气，道家称炼精化气，炼气化神，炼神还虚。

精能化气，气能养神，神能驭气统精，结构是这样的。

我们讲了这么多医家，这么多疾病的思路，那么疾病有什么共性呢？从肉体层面来看的话，现代医学对疾病的分类有成千上万种；但是在气这个层面，就很好理解，一个是不足，一个是不畅。

第一个是气不足。气少了，可能是空气不好，肺吸入的清气少了，或者中焦脾胃瘀滞，或者脾胃运化不了，产生的水谷精微之气少了；下焦肾精不足，同房过度，思虑太过，消耗太过，也会导致气少。总之气不足，是个虚的状态。没有人说我的气太多了，多得太厉害了，因为气可以往上走养神，往下走养精，不会多的，不会浪费的。

第二个就是不畅。不畅就是气在体内正常运行输布的时候，往上升，地气上为云；往下降，天气降为雨，这个升降不流畅，瘀滞了，升不上去，瘀滞就化热，降不下来，郁在上面，下面阴分就不足。凡是妄念太多的，脾气不好的，这个气收不下来，下面一定是肾虚，阴分不足。下面阴分不足，下面的气化也弱。所以这个气就不畅，要么升不畅，要么降不畅。

一个不足，一个是不畅，就两个病。这个不畅，从两个角度讲，一个升不畅，一个降不畅。这个不足分为下焦气化不足，中焦水谷精微补充不足，肺从外摄取的精气不足，三块不足。

不畅，从神这个角度讲，就是妄念太多了，所以《清静经》说："常能遣其欲而心自静，澄其心而神自清，自然六欲不生，三毒消灭。"在神这个层面，就是没有看透，执着的相太多了，执着于外相，所以产生了很多的妄念，这时候神不清静。

病有千万种，从气的层面、气的角度来谈治病，就好统一一些。

所以刚才我们讲的，这么多医家，这么多流派，这么多治病方法，如果从神这个角度去看的话，更好统一。世上本无病，庸人自扰之！只要神清净，很多病就好了。

中医说风为百病之长，是什么意思呢？外邪，不管是寒也好，湿也好，水也好，都是风带给你的。比方说在屋里开着暖气，外面气温很低，突然门一打开，空气对流，风就把寒带来了，所以中医说风热、风寒、风湿，风寒感冒、风热感冒。因为风为百病之长，其他能量都是靠风带来的。风是流动的，所以可以带动能量的运动和转移。

从神的角度来看的话，欲为百病之源。世间法，所有的道理并不是不对，也不是不好，而是不透彻、不圆满、不究竟。因为无论世间法讲述得再好，道理说得再明白，都是执着事相的片面之理。就好像我们刚才讲的气一样，也是不得已而为之，它也只是片面的。因为把气调得再好，你也不能活一千岁、一万岁，目前来说是不可能的。因为你的欲望没有控制，你气调得再好也不行。

医学能替病人解除身体的病痛烦恼，但一个治病的医生，无法解除众生心中的痛苦烦恼，无法帮助众生治好着相执着，无法让众生放下欲望的羁绊，无法彻底解决众生心里的烦恼痛苦。因为欲望是无止境的，欲望是永远满足不了的，所以痛苦是永远存在的。因为执着于相，所以欲望无止，因为欲望无止，所以心无暂歇。

大家好好想一想，你们的心意识有没有暂时停歇下来，脑袋有没有清静过一秒钟？要学会清静，让心意识暂歇一下，先歇一歇。

所以各种治疗疾病的方法，可以解决身体的很多问题，却无法解决气的主导者是谁，谁在调动体内的气，是谁把气搞乱了，是心意识存在问题。

《金刚经》云："一切贤圣皆以无为法而有差别。"从医学角度来说，针对每一种疾病的出现，西医采用有为之法，统一规范，制定标准化的治疗方案，所有医生都可以参照执行。而中医从未去针对疾病进行治疗，而是谨守气机，从"见病是病"过渡到"见病不是病"，最终"见病还是病"。

病，非病，是以为病！

比方说你现在头痛，你感到的头痛，其实不是头痛，是你下面气化之后，阳气升不上去，然后头部又受了寒，正气不足，外面邪气侵袭导致的，所以不是头痛，"见病不是病"。通过调整体内阳气的输布之后，头痛就好了。所以"见病不是病"，是指不从疾病的角度去治疗，而是从里面的核心，从一体、一气的角度去治疗。但是这个道理病人不懂，所以医生对别人描述的时候还是说你头痛，因为气无法说清楚，不得已而为之，下个诊断，还是头痛。

病，非病，是以为病。方无定方，法无定法。中医治病的方法有千万种，但总在无为法上有差别，因为中医不是刻意去治病，而是随机而治，就好比佛教因机而教一样，就是说根据你气的状态去治。看似这么多流派，那么多差别，其实无差别，都在调整那一股气。

虽然无差别，但还是有差别，为什么呢？因为众生着相，虽然是调整气，但是在理解上，在方法的判断上还是有差别。

今天下午讲的课，信息比较多，如果把这节课理解透彻的话，那么对中医的气化学说，气一元论，各门各派，就都有了一些了解，对你学中医是大有帮助的。一个半小时的时间，把各家学说串起来讲透，是很难的，因为我自己对各家学说的理解也不是很透，所以讲得比较肤浅，抛砖引玉吧，希望对大家有所帮助。

? 课后问答

问： 五运六气怎么理解？

答： 这个五运六气，先讲五运六气的原理，一个东西我们要穷究其原理。我们的地球围绕太阳转，转一圈是一年，是一个周期。地球围着太阳转，还有其他行星，木、火、土、金、水五星，这些行星距离地球的距离不一样，对地球产生的影响也不一样，它有一个大的周期。所以五运六气谈的是太阳系所有行星，它们之间的运行周期。人出生之后，因为出生的时间不一样，比方说一个是今年春天出生的，一个是去年的春天，一个是前年的春天，虽然都是春天，但是地球在太阳系的方位、周围其他行星的方位不一样，对人造成的影响也就不一样，所以会形成个人的特质。这些行星会对地球造成影响，从这个角度理解，它是有周期性的，五运六气的根本在这个地方。

问： 听电子产品里的声音，总是感觉震得慌，是肾气不足吗？

答： 中医里有个词叫心虚胆怯，心虚之后，胆就怯。为什么心虚呢？我们的心在上焦，很多病人下焦气化不够，不能通过督脉往上升，号脉时左寸浮取不到，心脏阳气不足，这时候下焦气化就没法通过督脉升上去。或者经常背痛发凉，脑袋阳气不足，就会出现这种情况。心脏阳气不足，就容易受到外界的干扰，没有抗震能力。正气不足，受外界的影响就比较大。就好像一棵树一样，这棵树如果长得很茂盛的话，就不容易被风刮倒；如果树扎根不稳，可能风稍微一吹树就倒了。

问： 冲脉不降怎么办？

答： 降冲脉靠降胃气，我们刚讲过，脾胃是中轴，通中（冲）脉，冲脉为十二经脉之海，胃气一降，十二经脉皆降。很多人胃不太好，胃气不降，所以冲脉不降，阳气都浮在上焦，早上起来的时候牙龈出血，晚上睡觉多梦，都与胃气不降有关系。

问： 皮肤干燥怎么调理？

答： 皮肤上的气来源于下焦，来源于肾，从脏腑气化的角度来讲，下焦的气化作用加强之后，再通过中焦水谷的滋养作用进入上焦，通过肺的宣发形成雾露之溉，滋养皮肤，所以从下焦肾、中焦脾入手治疗。《神农本草经》里讲术（白术、苍术）可以疗死肌（皮肤长期得不到气的濡养，皮肤干燥，像死皮一样）。白术、苍术可以健脾，尤其是苍术可以解表，所以在增加下面气化作用的前提下，再加上苍术、白术，加强中焦脾的升清功能，再通过肺宣发到皮肤表面去，形成雾露之溉，皮肤就会变得光滑。所以皮肤干燥不要急于治皮，要想到是气宣发不出来，是肾、脾、肺的问题。

问： 是不是有什么样的心态，就会得什么样的病？

答： 是的。因为看着是病，其实是气机失调，而气机失调是心意识的问题，是心在左右气的运行，如果心比较清静的话，病就好得快，所以不调神、不调心的话，很多病是治不好的。王凤仪老先生有个《化性谈》，通过让别人忏悔，把心放下，气就能扭转过来，病就好了。他是从调神的角度去治病，这是比较高明的。这次新冠肺炎，有的人恢复得快，有的人恢复得慢，越是焦虑恐惧的病越重。心定神安，气就运行正常，病就好得快。

问： 腹胀、便溏，服用附子理中丸无效怎么办？

答： 如果大便黏滞，排不干净，有湿热，以滋阴为主，补水即可清热，补水即可通便，可以用80克或100克芝麻，既补肾阴，又能补水，再加少量的肉桂煮水喝。

中医思维与药物疗法（上）

////////

今天是第6堂课，跟大家分享的内容是中医思维与药物疗法。因为这是一个非常大的话题，所以我们用3天的时间来讲。今天、明天、后天，每天讲1个小时，跟大家聊聊中医思维、常规用药、方剂或者中成药的思路，希望对大家有所帮助。

建立一套中医思维的体系是非常重要的，这可以说是心法。如果没有中医思维体系，你就算用的是中药，也是西医的思维模式。如果拥有了中医思维体系，就算你用的西药，也是按照这个中医思维模式来用的，所以这个心法是最重要的。

讲课之前，我先问大家一个问题，什么叫作中医思维？

比方说你出血了，你用三七粉来止血，那这个是不是中医思维呢？

你咳嗽，咳黄痰，搞点川贝粉冲了喝，清热化痰止咳，这是不是中医的思维？

你胃痛难受，搞点元胡粉冲了喝，活血止痛，这是不是中医的思维？

有些人性功能减退，用鹿鞭、鹿茸，补肾壮阳，这是不是中医思维呢？

很多病人头晕，到医院去做检查，脑部供血不足，椎-基底动脉狭窄，血流缓慢，用葛根素、丹参注射液静脉注射，这是不是中医的思维？

消化不良，吃健胃消食片，这是不是中医的思维？

胸闷，到医院检查，冠状动脉狭窄50%、30%，用丹参片活血，症状缓解，这是不是中医的思维？

你说，我这是用中药啊，这就是中医治病，肯定是中医思维。

如果这些方法都是中医思维的话，那么中医和西医有什么区别呢？西医也会开这些药啊，西医也知道，病人出血用止血的药，胃痛用止痛的药，咳嗽用化痰的药，消化不良用消食的药。其实，这种思维叫对症治疗思维，不叫中医思维。所以，我们大多数学中医的并没有学到中医思维，学到的是什么呢？学的是中医经验的总结，单方、验方、偏方，这些实践经验的总结，药物疗效的经验总结，这些都不是中医的思维，不是正统的中医，因为没有正统的中医思维。

所以很多人对中医是这样评价的，老中医才好，老中医看病才好！为什么老中医好呢？因为老中医积累总结了一辈子的经验，有很多方子，能解决很多的问题。这种说法对不对呢？也对，也不对。如果这个老中医建立了中医的思维，就可以很好地治病。如果他没有中医思维的话，那么他只是用经验总结来治病。所以大家一定要好好去理解，什么叫中医思维。

《内经》里有一句话："天地阴阳者，不以数推，以象之谓也。"注意，不是以"数"推，而是以"象"来推的。那么，象思维是以物象为基础，从意象出发类推事物的规律，以"象"为思维模型解说、推衍和模拟宇宙万物的存在形式、结构形态、运动变化规律，对宇宙、生命做宏观的、整合的、动态的研究，具有很大的普适性和包容性。

象思维是中华文化的主导思维，是原创性的源泉，原创性的母体，是提出和发现问题的思维。中医相关理论的形成很大程度上源于象思维，象思维是人类的基本思维，也是中医学的重要思维方式。所以，要学好中医的话，就要建立象思维。

为什么在中医学研究中放弃了以解剖学为基础的研究方式，而是选择了以象为中心的研究方式呢？在中医发展的过程当中，肯定也解剖过一些尸体，也通过解剖尸体了解到五脏六腑的一些形态结构，不然《内经》里不会描写得那么符合实际。为什么会放弃这种以解剖学为基础的研究方式呢？主要是因为中医受到天人合一的整体观思想、中国古代元气学说思想和对时间认识的影响。

天人合一整体观思想是中华文化最具本质意义的一大观念，这也是中国人最基本的世界观。天人合一的观念认为，宇宙是一个不可分割的有机整体，大宇宙包含着小宇宙，小宇宙融于大宇宙之中，也就是说个体是整体的有机构成部分，但整体并不是个体简单的拼装和叠加，它是全息的。要了解个体，必须将其放到整体大背景中去认识，必须注意个体存在的外环境及各种关系；要认识整体，则不能靠切割个体来实现。

人与大自然不是主客体的对立关系，而是相互包容、相互联系、互相协调的一体化关系。人依靠大自然而生存，因此，人必须要敬畏大自然，以保持生存发展的可持续性和资源的共享性，反过来，大自然才可能给予人更多的舒适性的生存环境。

这次新冠肺炎流行的时候，大家都开始反思，我们活在自然环境里，有没有互相包容，互相协调和发展？大自然是不是被破坏得太厉害了？这就是天人合一的思想。

生命的核心在于气，气是依附于形体的一种生理征象。"有气则生"，生则显现出生命的气象；"无气则亡"，死亡之后，气就消散了。解剖不可能寻找到气的踪迹，只能看到没有气息的尸体。

举一个很简单的例子，好比蒸汽火车，锅炉烧开后产生蒸汽，蒸汽推动火车的运行。当锅炉里没有气，没有烧锅炉，火车就停下来了。这个时候，如果你研究火车运行里面这个气的规律的话，是看不到气的，因为气不存在了。人只有活着的时候才有气，人死了就没有气。说明代表生命和功能的气，只有活着的时候才能感受得到。古代的中医在研究人体时，忽略甚至完全放弃了对静态解剖的实体进行研究，而将对活体进行动态、整体的观察作为最主要的研究方式，就是透过外在的现象去分析内部的变化，使象思维的存在成为可能。《黄帝内经·灵枢》指出："视其外应，以知其内脏，则知所病矣。"

《黄帝内经·素问》则进一步介绍了透过外表现象认识疾病本质的方法："善诊者，察色按脉，先别阴阳；审清浊，而知部分；视喘息，听音声，而知所苦；观权衡规矩，而知病所主；按尺寸，观浮沉滑涩，而知病所生。以治则无过，以诊则不失矣。"

这就是中医常用的象思维方式——司外揣内法。通过外面的表现推测出内在的变化，就是司外揣内。

象，在解决复杂问题的时候，有着非常特殊的作用和意义，利用象进行思维的目的就是要"尽意"，即达到一定的认识意境。因为，文字没有办法描述那么清楚，道和气是用语言文字没有办法描述的东西，只能通过象来描述。所以，你问修行人问题的时候，他都是讲故事，打比方。《周易》里有一句话，"书不尽言，言不尽意……圣人立象以尽意。"

"立象以尽意"，这里提到"意象"两个字，意象思维是以文字、物象（图像、现象、符号）表达研究对象抽象含义的思维方式，是在观察事物直接经验的基础上，进行类比、联想，运用具体事物的形象、文字或其象征性符号进行表述，以反映事物普通联系与规律的一种思维方法。

比方说，地上的水被太阳晒得蒸发后，变为云彩，地气上为云。我们观察到这个现象之后，就会类比、联想，植物体内是不是也存在这种情况？也存在地气上为云的过程？我们类比一下，人体内是不是也存在地气上为云的过程。

我们观察天上的云彩，变为雨水降下来，天气下为雨的过程，我们可以联想到，植物体内有没有天气下为雨的情况，人体内有没有天气下为雨的情况。所以，把"地气上为云，天气下为雨"的现象，在观察事物取得直接经验的基础上，进行类比、联想，运用具体事物的形象、文字或其象征性符号进行表述出来，就是太极图。

太极图既可以理解为天地之间的"地气上为云，天气下为雨"，同时，也适合于描述植物体内和人体内的气化作用。借助图像来表达意境，就是意象思维。书不尽言，言不尽意，圣人立象以尽意，这个就叫意象思维。

因为如果不建立思维体系，大家学中医会越学越糊涂。所以我们在前面多花几分钟的时间把意象思维说清楚后，对大家学习中医是有好处的。

意象思维有三个阶段。

第一个是观察现象，即对周围的自然现象、社会现象进行观察。此象有体、用之别，即形质与功能之别。传统思维轻体重用，即所观察的象，主要为功能之象，而非形质之象。就拿我们刚才讲的"地气上为云，天气下为雨"来说，地上的水是形质，是体，水变成气往上升的过程，是功能，是用（功用）。天上的云变成雨降下来，主要是观察云变成雨降下来的功能之象，而非形质之象。

第二是形成意象，即通过观察现象，把其中蕴涵的共性和规律抽提出来，并用文字、图像、符号的方式进行表达。由于人所把握的许多抽象涵义虽有些可以用文字准确、详细地表达，如阴阳、五行、天干、地支等，但有些也不能用语言表达，需要用图像进行描述，因此，便产生了卦象、太极、河图、洛书等。我们想一下小锅炉这个图，其实就是对中医的气化学说理论体系进行梳理后整理出来的。这个小锅炉气化图就是意象思维，通过图形描述。

一张很简单的图可以表达很深刻的含意。语言和文字的描述有时是很苍白的，但通过一个图形，形成一个意象思维，可以传达无穷无尽的信息。这些信息是规律浓缩出来的一个图像。

很多企业喜欢搞一个Logo（商标），为什么要搞Logo？这个Logo也是个意象思维，通过这个图像就可以对这个企业有一个认识，传达的不仅是一个印象，这个图像可以表达整个企业的精神、文化、内涵，它是一个意象思维的图形表达。

意象思维的第三个阶段是推演意象，或称为类推意象，意象显示事物的规律和共性。因此，具有超越自身原有价值的意义与趋势，可以类推。所以，这个太极图不仅仅是可以应用在太极拳一个方面，在很多方面都用得上。它显示出思维的共性和规律性，超出了其本身的价值。

昨天我们把各家学说简单分析了，人体能活着，它是靠一股气，气聚则生，气散则死。中医认为人体生命的核心在于气，气是依附于形的一种生命特征，有气则生，无气则死，亡者气消散。那么这个气是怎么产生的呢？小锅炉说得很清楚了。

肾为气之根，肾精转化为肾阴、肾阳，气化之后，会产生蒸汽，中焦脾胃受水谷滋养，水谷精微对这个气又有进一步滋养作用。然后，脾胃的升清降浊对气的输布和升降有帮助。在上焦的时候，肺吸收大自然的清气，融入到气里边去，让这个气有濡养五脏六腑的作用，还将大自然的清气输布到周身去，营养五脏六腑。这个气经由下焦、中焦、上焦，三个气合而为一。

我们今天、明天、后天三天时间，讲怎么用药，怎么治病。主要分为三个部分讲：第一个叫气化不及，就是人体内的气化作用不够时，怎样把这个气化恢复。第二部分讲这个气的升降失常，就是整个气是够的，只是升降有问题，怎么来完善气的升降问题。第三部分探讨气的通道，三焦是气的大通道，"三焦不畅，百病丛生"，所以第三部分我们主要讲三焦，讲腹部包块。

今天主要讲第一部分——气化不及。关于气化不及，我们先讲气化的几个特点。

第一点，气化所产生的气，不等于阳，也不等于阴，它是阴阳和合的产物，是个复合物，既有阳的一面，也有阴的一面。就好像烧锅炉一样，锅炉烧开后排的气的温度很高，有火（阳）的一面，同时，它里面含有水（水蒸气），也有水（阴）的一面。所以，人体气化作用产生的这个气，是阴阳和合的产物。

第二点，这个气化所产生的气，对五脏六腑、四肢百骸都有濡养作用，不仅仅是针对某一个脏器。不是说这个气对肺有好处，对胃就没有好处。它对肝、心、脾、肺、肾都有好处，对皮肤、大脑也有好处。整个人是一团气，都需要气的滋养。

第三点，气化作用减弱之后，整个生命活动都会减弱。不是说这个气化作用减弱之后，只是心脏弱、肺弱，而是整体都会弱。那么怎么判断这个气化作用弱呢？

首先，我们可以看眼睛。《难经》认为命门在下焦，为两肾之间，左肾阴，右命门。而《内经》里讲，两个眼睛是外命门。通过眼睛就可以看出你的气化作用弱不弱，因为"五脏六腑之精气皆上注于目而为之精"，而五脏六腑精气的产生都与下焦命门这个地方的气化作用有关。只有当下焦气化正常的时候，五脏六腑得到濡养，它的精气才上输于目，眼睛才有神。当整个体内气化作用弱的时候，双目是没有神的。所以通过看眼睛，我们就可以判断体内的气化作用够不够。眼睛可以称为外命门，两肾之间可以称为内命门。眼睛就是个窗户，就是内命门的一个显化。当我们闭上眼睛，神和气就会内收，可以促进气往下降，往下收。当我们睁开眼睛的时候，气是外散的，体内的气往外开，往外调。晚上闭上眼睛睡觉的时候，人体是由阳向阴转化。早上眼睛睁开，醒过来，体内是由阴向阳转化多一些。所以，眼睛一开一闭，这个气的开阖就显现出来了。

当你气化作用弱的时候，眼睛睁开，多运动一下，气化就加强了。

当你感觉身体很虚的时候，阴分不足的时候，早点睡觉，多闭目养神。眼睛一闭，上焦的气就开始往下收，往下降了，由阳转阴。眼睛的一开一闭，就是体内的气由阳向阴转化和由阴向阳转化的导向。

其次，当气化作用减弱的时候，性功能会随之减退。肾与性功能有直接的关系。脑为诸阳之会，气化功能减弱，头部阳气供应也会减弱。头部阳气不足，记忆力就会减退，头晕眼花，反应迟钝，双目无神。

骶骨藏人体的先天之精，当气化功能减弱，下焦精气不足时，骶骨就会发凉。所以很多女性坐的时候屁股下面都喜欢垫一个垫子，因为她骶骨没有能量，下面气化弱，没有火力，感觉屁股凉，坐的时候就喜欢在下面垫一个垫子。气化作用是从下焦开始的，气化不及时小腹也感觉凉，所以很多女性朋友用手摸肚子的时候感觉小腹冰凉。

最后，我们还可以看心脏。心脏属火，当整个气化作用弱的时候，心脏得不到气的温养，心脏也会不舒服。中医称为心肾不交，心脏需要下焦的湿热之气上济心火，心和肾是相互影响的。

第四点，气化作用减弱，不等于下焦阳虚，肾阳虚只是气化作用弱的一个原因，精、水、火、风都会导致气化作用弱。第一，肾精可以转化为人体的元阴元阳，当人体的精不足时气化作用也会减弱。第二，当肾水不足时，即使下焦肾火旺，气化作用也会弱。第三，肾火不足时也会气化不及。第四，风不足时，即使有水、火、精，气化作用也会弱。很多人吃得好，喝得好，经常吃补肾的药，他还是体质差，因为他心静不下来，气就不能下行，下面就缺风鼓动命门之火，气化作用也弱。终南山的道士住在深山，吃素，有时候还辟谷，他们肯定没有我们吃得好，但是他们为什么命门之火这么旺？因为他们可以通过调整呼吸来鼓动下焦的命门火。所以就算你精、水、火不亏，你不会用风的话，气化也不会好。风不是我们今天讨论的问题，它不是药物能解决的，它需要靠我们的心意识。

第五点，所有重症病人都存在气化功能减弱的病机。去年我们请一位老前辈来任之堂讲课，他在肿瘤治疗方面的用药方法比较有特色，效果不错。我们观察他用的方剂发现，虽然常规的思路我们都在用，但是他的方子有个特别的地方，就是所有肿瘤的病人他都会用上补肾的药，尤其是晚期癌症病人。为什么都用补肾的药呢？这是一个技巧。因为肿瘤重症晚期病人，下焦气化功能都是很弱的，肾精都不足了。正是因为肾精不足，气化功能弱，所以五脏六腑不能得到气的濡养，身体才会出问题。如果不从肾、气化入手，只是去清热解毒，化痰散结，活血消肿祛瘀，等等，这只是治标，不可能从根本上把正气扶起来。所以这些病人必须从肾上入手，中医有个说法叫久病入肾。

气化不及的主要表现如下。

一、怕冷。小腹部和臀部八髎穴位置尤为明显，动则出汗。气化不及的病人容易动则汗出，因为气化不及，卫气不能固表，所以一动就容易出汗。现在很多癌症病人，或者体质差的，稍微一动就容易出虚汗，这就是气化不及的表现，气不足不能固摄阴液。

二、小便不调。阳虚小便不调时，小便清长，感觉没有热量；阴虚小便不调时，小便量少，色黄，发热感。

三、大便不调。阳虚大便不调时，大便稀水样，五更泻，夹杂未消化食物；阴虚大便不调时，大便黏稠，不利，不爽，或大便干结。

四、性欲减退。生殖功能减退，脚跟发凉，后脑勺怕风。脚跟发凉：把脚作为全息来看，脚跟对应我们的下焦，所以凡是脚跟发凉的，气化是不够的。后脑勺怕风：把整个脚当成一个头来看的话，脚跟对应后脑，这是一个象思维，就对应人体下焦，所以气化不及时后脑勺也会怕风。

五、乏力，体力不支，不耐劳。下焦气化不及时，人体五脏六腑都不能得到气的濡养，就会感到体力不够、乏力。

六、脏腑功能减退，整体抵抗力差，亚健康。现在很多人身体都处于亚健康状态，到医院去检查器官都是正常的，但是就感觉不舒服，其实是气化不及，脏腑功能差。

七、右尺浮取弱（阳虚），左尺沉取弱（阴虚）。右尺候命门，属阳，浮取为阳，沉取为阴。所以右尺浮取弱、沉取实的时候说明阳气是不够的。左尺代表肾阴，阴居阴位，所以左手沉取候肾阴，右尺浮取候肾阳。左尺沉取弱、浮取实的时候就代表阴虚阳亢，膀胱不太好。

命门学说是千百年来的争议话题，命门为三焦之根，与三焦实为一体。

心包与命门互为表里，同居右尺。手厥阴心包经与手少阳三焦经互为表里，同居右尺。

人有三根，肾为生气之根，脾胃为生气之源，肺为生气之主。今天讲气化不及，主要讲肾为生气之根这一块。

肺为生气之主：肺主气，我们没法让自己的左右肺所吸纳的是大自然清气，比如有的地方雾霾很重，我们没法叫大家不吸雾霾，只能寄希望于环境治理。

脾胃为气血生化之源：现在大家都有吃有喝的，这一块问题不大，主要是脾胃功能好一点就行了，饮食源头是没问题的。

现在主要讲肾为生气之根，从这个角度去解释气化的问题。肾为生气之根，肾主气化是肾脏生理功能的高度概括，体现了精气的相互依存、相互促进的关系。

肾精的运动表现为气化。肾作为气化的物质脏器，命门为气化的功能表现。肾所藏之精既是气化的物质基础，又是气化的产物。就是说当你体内肾精足的时候，肾精会转化为元阴元阳，阴阳也可以产生气化作用。当体内的气，这个肾水，水火炼化的时候，水谷精微参与进来，在水火炼化作用下，它也可以产生肾精储藏起来。

举个例子，比方说你吃的食物营养比较丰盛，吃完在下焦的作用下气化之后，可以把它转化为精微物质储存起来，让骨髓很饱满、很充实。当你平时吃得少的时候，这个骨头里骨髓的能量就调动出来了，肾精也可以转化为阴阳，通过气化作用濡养五脏六腑。所以精既是气化的物质基础，又是气化的产物，既可以储藏能量，也可以把能量转化出去。

肾之所以作为命门气化的脏器，在于它的藏精作用。肾藏有形之精，内寓肾阴、肾阳，精化气，谓之肾气。肾阴对机体脏腑组织起着滋养濡润的作用，肾阳对机体脏腑组织起着温煦推动作用。肾阴、肾阳共同推动，产生气化作用。

下面讲一个硫黄气化法。当我们下焦阳虚的时候，气化不够的时候，就需要扶阳来气化，很多病人脚冰凉，小腹冰凉，腹部还有积液，吃饭吸收不了，消化不了，这时候可以用硫黄气化法。《医学衷中参西录》里记载：十余年间，张锡纯用生硫黄治愈沉寒痼冷之病不计其数。这个硫黄原来是无毒的，其毒性就是热性，少量服用不会觉得热，对人分毫无损，不用制熟即可服用。有些人把硫黄制熟之后服，其实不用制熟也可以服用，并且可以长期服用。自古以来论硫黄的时候，都认为其功效胜过肉桂、附子，只是生用乃张锡纯独创，他自己亲自体验过，确知功效甚奇，又甚稳妥，然后敢以之治病。当地服用生硫黄的就有数百人，很多人吃完之后饮食增加，身体强壮。这就是张锡纯教给他们的办法。

"一孺子三岁失乳，频频滑泻，米谷不化，瘦弱异常。俾嚼服生硫黄如绿豆粒大两块，当日滑泻即愈，又服数日，饮食加多，肌肉顿长。后服数月，严冬在外嬉戏，面有红光，亦不畏寒。"就是说这个三岁的小孩，体质比较差，长期拉肚子，食物不消化，身体非常瘦弱。这小孩吃了两粒绿豆粒大小的生硫黄，当天拉肚子就止住了，又服了几天，饭量增加，开始长肉了。吃了几个月，严冬可以在外面玩，抵抗力很好了，面有红光，也不怕冷。这说明硫黄这一味药就把下面的气化作用恢复了。

我们任之堂也遇到过一些因长期手淫或长期沾冷水导致下焦阳虚的病人。有一位长期在厨房里洗菜的人，她的手脚冰凉，指甲泛青色，舌尖虽然很红，但是她的舌根白，就是下焦的阴寒重，吃了很多中药没用，最后试用硫黄，把硫黄磨成粉之后装在空心胶囊里，一次服一粒胶囊，大概0.3克，刚开始吃一粒，然后吃两粒，后来吃三粒，慢慢加量。病人吃了三四十个或五十个硫黄胶囊之后，整个体质就好转了，阳气也提起来了。硫黄对顽固性的陈寒痼冷效果非常好，很便宜，用量小时也没有毒性。

韩国拍的电视剧《大长今》中有一个片段：大长今的朋友有一个亲戚，发现鸭子常年在含有硫黄的水里生活，人吃了硫黄鸭子之后不仅没有中毒，反而性功能增强，体质增强。

《医学衷中参西录》里还有一个案例：一老爷子年近六十岁，得了水肿证，小便不利，周身皆肿，其脉甚沉细，自言素有疝气，下焦常觉寒凉。找张锡纯看，张锡纯说：欲去下焦之寒，非服硫黄不可。且其性善利水，施之火不胜水而成水肿者尤为对证。硫黄用来治火弱水胜这种情况非常好，就开了苓桂术甘汤加野党参三钱，威灵仙一钱，一日煎渣再服，皆送服生硫黄粉末二分。十日后，小便大利，肿消三分之二。下焦仍觉寒凉，遂停汤药，单服硫黄试验，渐渐加多，一月共服生硫黄四两，周身肿尽消，下焦亦觉温暖。就是说这一味硫黄就可以把下焦气化作用恢复。硫黄原是火中精，这是补火最好的药物，也是非常安全的。

临床上凡是下焦有寒，经常腿发凉，脚发凉，小腹凉，子宫长肌瘤，前列腺肿大，都可以服硫黄。硫黄可以恢复下焦的气化作用。这个药我自己吃过，很安全的，大家不用顾忌会中毒，它的毒性就是吃了会上火、口臭。如果你吃后感觉有上火的表现，减量就好了。

再讲另一个方子——真武汤。《伤寒论》里有一个真武汤，一个青龙汤，一个白虎汤，一个朱雀汤，青龙、白虎、朱雀、玄武，以四个方位命名的这四个汤，是《伤寒论》的核心。

真武汤的组成是茯苓、芍药、生姜、附子、白术，主要就是温阳利水，用于阳虚水泛证。前面讲过服用硫黄法，一味硫黄就可以起到温阳利水的作用，恢复下面的气化功能。当下焦火不足，水饮泛滥的时候，就用真武汤。"真武一方为北方行水而设"，真武为北方之水神，"其德惟水"，所以用"真武"命名，真武汤其实就是《伤寒杂病论》里的玄武汤。

玄武汤用附子作为君药，附子味辛甘，性温，可以温肾助阳，化气行水，同时附子可以温煦脾土，帮助脾土运化水湿。因为脾胃在中焦，脾是喜燥恶湿的，胃是喜湿恶燥的。当下焦肾阳虚、水湿困脾的时候，通过附子就可以温肾助阳，也可以温脾阳以化水湿。茯苓甘淡而平，可利水渗湿；白术甘苦而温，可健脾燥湿，两药合用，使脾脏恢复健运，使水湿从小便排出去。佐以生姜，能温能散，既可以帮助附子温阳散寒，又可以配合茯苓、白术宣散水气。生姜味辛，辛为发散，还可以促进下焦气化，产生的阳气往上输布，可以促进升的作用。

配伍酸收的芍药，有四个意义。第一，芍药可以利水，利小便以行水，因为下面是阳虚水泛，所以在扶阳的同时，配上利尿药白芍。第二，柔肝缓急，可以止腹痛。第三，敛阴舒筋，以解筋肉瞤动。《伤寒论》讲真武汤时说，"振振欲擗地者"，能缓解筋肉运动无度。第四，可防止附子燥热伤阴。

真武汤是治阳虚水泛的，是个非常好的方子，也是治疗下焦气化不足，火不够的代表方。所以当火不足的时候就可以用真武汤。前面讲过硫黄是单纯补火，真武汤除了补火，还有利水的成分，利水以扶阳。

除了服用硫黄、喝真武汤之外，我们还可以艾灸八髎。八髎穴在腰五以下，骶骨上有八个穴位叫八髎，骶骨藏的是先天之精。当下焦先天之精不够，下焦肾精不能向肾气转化，阴阳两虚，没法气化的时候，通过艾灸八髎可以促进下焦的气化，效果非常好。我们曾经治疗过肾功能不好、脚肿得很厉害的病人，通过灸八髎，脚肿消了，肾功能就慢慢恢复了。

在道教修真图里，腰五和骶骨之间的椎体间隙，我们称之为冬至，颈七、胸十二、腰五，一共二十四个椎体，二十四个椎间隙对应二十四个节气，冬至就对应腰五和骶骨之间。大家都知道冬至一阳生，人的阳气是从这里产生的；下面骶骨是阴性的地方，储存能量的地方，是阳气产生之处。

虽然冬至的阳气很弱，是弱阳、少阳，但这是一个生命之火，如果生命之火没有，或者很弱的时候，气化功能就会很差。通过艾灸八髎穴，就可以起到恢复下面气化的作用。艾灸八髎穴，这是任之堂创立太极周天灸的核心要义。

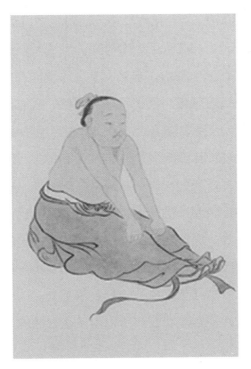

图6-1 冬至十一月中运主太阳终气时，配足少阴肾君火，每日子丑时平坐伸两足，蜷两手按两膝左右极力二五度，吐纳叩齿咽液。

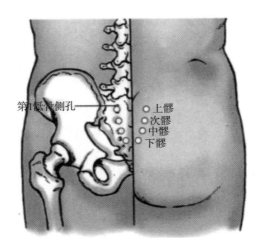

图6-2 腰五与骶骨位置

单纯阳虚导致气化弱的很少，一般都是阴阳两虚，叫水火同时不足。怎么办呢？我们就会让病人吃桂附地黄丸。桂附地黄丸就是六味地黄丸补肾阴，加上肉桂、附子补命门之火，一个补阴，一个补阳，阴阳并补。就像烧锅炉一样，一个补火，一个补水，水火同补之后就能产生气化作用。所以大家判断自己既有阴虚又有阳虚、气化不够的时候，就可以吃桂附地黄丸，用淡盐水送服效果更好一些。如果感觉是阳虚为主，沉寒痼冷，长期脚寒冰凉的，就用服硫黄法。如果出现脚肿、水湿泛滥的时候，就可以用真武汤。

讲到了桂附地黄丸，我们再讲一味药材——肉桂。肉桂非常好，好在什么地方呢？附子长在比较阴冷的地方，所以附子是自己产生的火力要对抗外面的寒，自己要产生热。而肉桂生长在广西亚热带，比较温暖的地方，所以肉桂的火抵抗外面的热，不是自己产生的热量，而是把外面的热伏藏在体内。肉桂的皮晒干之后是红色火象，能把火藏起来。肉桂进入体内，有一个引火归原，即把火藏到下焦的功能。所以附子是宣散的，而肉桂是收藏的。附子吃下去要借热量宣通十二经，所以很容易上火。用好附子的关键就是如何防止上火，就是把火控制住，这是用附子的技巧。

肉桂本身就是藏火的，能补火助阳，把下面命门火补起来，但火不会跑到上焦去，不会出现咽喉肿痛。肉桂也是味调料，卤菜的时候就用肉桂（桂皮），如果用附子会上火。

肉桂能够补火助阳，引火归原，温经通脉，能把火收到下焦去，对于阳痿、宫冷、腰膝冷痛、肾虚作喘、虚阳上浮、眩晕目赤、心腹冷痛、虚寒吐泻、寒疝腹痛、痛经闭经等，凡是阳气浮在上面，下面寒的病证，都可以用肉桂。它不仅能把下焦的火补起来，还能把上焦的火收到下面去，因为它本身就能藏火，在体内也能把上焦的浮火藏到下面去，能引火归原。

《神农本草经》："味辛温，主百病，养精神，和颜色，利关节，补中益气。为诸药先聘通使，久服通神，轻身不老。面生光华，眉好常如童子。"因为肉桂能把命门之火补起来，促进人体气化，对五脏六腑都有作用，所以能主百病，可以养精神，和颜色，利关节，补中益气。所以下面肾阳虚的人经常吃肉桂，对身体大有好处。

《本草纲目》："坚筋骨，通血脉，宣导百药，久服，神仙，不老。"所以中医对肉桂的评价相当高。大家在使用促进气化作用药物的时候，你如果不会操控附子这团火的话，就用肉桂。肉桂很好操控，不会上火，并且价格不贵，能买到正宗的。

现在很难买到正宗的附子，因为大多数附子都是人工种植的，并未考虑其生长环境。附子要生长在很寒冷的地方，要抵抗寒邪，药力才高。如果你找一个温暖的地方种附子，或把附子都移植到山下来种，其生长环境变了，不需要对抗寒邪了，那么附子内抵抗寒邪的成分就少多了，阳气也少多了，而且效果也不好，会燥。

肉桂有等级差别，它是甜的，带点辛味，好的肉桂甘味大于辛味，嚼着吃甜滋滋的，差点的肉桂辛味大于甘味。所以买肉桂的时候尝尝，越甜越好，甘味重能扶火，中医叫辛甘化阳。

我们前面讲过阴阳气化由肾精推动，精能促进气化，同样气化也能产生精。当长期下焦气化不够的时候，下面没有能量气化，就会透支肾精。同时当肾精透支就没法储存肾精，因为肾精本身就不够用，当把体内的库存用完之后就没有了，所以长期气化不足的人都精亏。当今社会不是阳虚的多，也不是阴虚的多，是精亏的多。因为阳虚的病人会导致下焦气化不及，会透支肾精。阴虚的病人，下面气化不及也会透支肾精。所以熬夜会伤精，劳累过度会伤精，思虑过度会伤精，同房过度也会伤精。现代社会病人精亏是普遍存在的，阳虚的病人占一部分，阴虚占一部分，基本上所有的人都存在精亏，但小孩子会好一点，但如果小孩子长期饮食不规律也会精亏。

当精亏的时候，吃附子理中丸、真武汤，效果不是特别好。当以精亏为主加阳虚的话，我们称为精火不足，就用右归丸。长期气化不够，怕冷，命门肾阳不足，命门火衰，腰膝酸冷，精神不振，畏寒，阳痿遗精，大便溏薄，尿频而清，病人既有阳虚的表现，又长期气化不足精亏的时候，可以服用右归丸。右归丸里面，除了附子、肉桂，还有鹿角胶、熟地黄、枸杞子、菟丝子，都是补精的。因为长期气化不足，就会精亏，所以要补精。

当以阴虚为主时，虚火偏亢，下面水不够，比如长期熬夜，长期脾气不好，金不生水，肺气不降，下面肾水不够，精亏。这个水不足但身体还要气化，生命还要正常运行，这时候身体就会把储藏的肾精调出来，然后气化肾精来满足身体的需求，所以会透支身体。阴虚时，人体也会调用肾精，长期阴虚的病人也会精亏。所以张景岳就创立了左归丸，适用于金水不足，精血亏虚，既有精亏，还有水亏之证。

左归丸里面有菟丝子、鹿角胶、龟甲胶、熟地黄这些补精的药，再加上些补肾水的药，功效是壮水之主，培左肾之元阴。治疗真阴肾水不足，不能滋养营卫，渐至衰弱，或虚热往来，自汗盗汗，或神不守舍，或虚损伤阴，以阴虚为主。

长期阴虚会导致精亏，长期阳虚也会导致精亏，长期慢性病、重病、大病、高烧都会导致精亏。因为发烧的时候会调动下面能量的气化，消耗大量的水。当阴性不足时，会调动肾精，来转化成元阴元阳，让它们来推动气化。

无论是六味地黄丸还是桂附地黄丸，无论是右归丸还是左归丸，里面都有一味药，叫熟地黄。这个熟地黄是非常好的药。明代医家张景岳，平生治病，重用温补，善用熟地黄，被后人誉为温补派大师，有"张熟地"之称。

人之阳气有赖于真阴的滋养，二者同根同源，不可偏颇，避免阴阳偏衰，应阴阳相济，或助阳配阴，即"益火之源以消阴翳"，或滋阴涵阳，即"壮水之主以制阳光"。张景岳认为，熟地黄"味甘，微苦，味厚气薄，沉也，阴中有阳"。熟地黄产于中州沃土之乡，经过炮制后药性平和，禀至阴之德，擅补五脏之真阴，为阴中求阳之上品。下焦需要水火共同气化，目的是阴中求阳，把下面的阴转化为阳升上去，那么在阴中求阳、补水时，熟地黄是上品。

很多疾病都是真阴不足导致的，真阴亏虚表现为发热、头痛、烦渴、喉痹、痰嗽、喘气，或脾肾寒逆之呕吐，或虚火上炎之吐血、衄血，或水泛肌肤，阴虚泄泻，阳浮狂躁，阴脱仆地等症状。熟地黄擅补五脏真阴，治疗真阴亏损诸证，非熟地黄不足以达其效。

很多人认为熟地黄有碍脾胃，服用后脾胃滋腻运转不了。其实，熟地黄是由地黄炮制而成的，地黄有另外一个名字叫"地髓"，"髓"是精髓的意思，是土地的精华。一般种植过地黄的土地，第二年如果再种植地黄，就无法生长，因为土地的精华已经被地黄吸走了。所以说，熟地黄补脾胃的功能很好，不用担心会碍脾胃。

张景岳认为，精血亏虚之人，可以重用熟地黄补之。他认为"诸治之阴血虚损者非熟地不可"。熟地黄味厚，甘厚相合，既入于肝经，又具脾土之性，肝主藏血，脾主统血，因而其又具有大补精血之功，"实精血形质中第一品纯厚之药"，可用于治疗精血亏损诸证，如脾不统血、营虚失血或肝脾虚损等。

所有的阴性物质或阴血都来源于肾阴（元阴）。当元阴亏损的时候，五脏六腑之阴都会亏损，熟地黄就可以补肾中之元阴、真阴。

张锡纯也很喜欢用熟地黄。他认为熟地黄"其性微温，甘而不苦，为滋阴补肾主药。治阴虚发热，阴虚不纳气作喘，劳瘵咳嗽，肾虚不能漉水，小便短少，积成水肿，以及各脏腑阴分虚损者，熟地黄皆能补之。"

他曾经治疗邻村一姓李的老太太，七十岁了，"劳喘甚剧"（稍微劳累就咳喘得很厉害），"十年未尝卧寝"（十年来没躺下睡过觉），"用熟地煎汤当茶饮之"（她的家人用熟地黄煮水后当茶给她喝），"数日即安卧"，几天后就好了。她的家人反而担心，老太太七十多岁了，十年都没有平躺下休息过，怎么可能喝了几天熟地黄就好了？认为老太太的病是加重了，"而不知其病之愈也"，他们不知道这个病已经治好了。

熟地黄可以补下面的真阴，可以促进肾的纳气，对于喘的效果也很好。

"用熟地治寒温，恒为医家所訾。"在外感病中，很多医家不敢用熟地黄，比如咳嗽、发热，认为熟地黄太滋腻，会加重痰嗽，会闭门留寇。其实，遇到真阴亏虚的人，如果不用熟地黄，阴不化阳，就没有办法治疗外感，没办法退热。

很多病人，发热38℃、39℃、40℃，三五天都不能退热，他体内的阴已经消耗得很厉害了。这时候不需要解表发汗，越发汗，下面消耗得越厉害，此时怎么办？用熟地黄补水，补真阴，用上熟地黄，自然就退热了。

外感病发热会消耗体液，因为当人体外感之后，为了把邪气排出去，人体的气化功能会自动加强，通过透支下面的肾精来抵抗外面的邪气，当里面的阴被透支后，这时候热一直退不了，处于正邪相争的阶段。现在不需要发汗，只需要把下面的阴补起来，这样人体的气化很快就能加强，病就好了。所以高热的病人，也可以用熟地黄。只要左尺不足，阴分不足，用熟地黄可以起到很好的退热效果。

下面给大家分享个方子，叫金水六君煎，出自《景岳全书》。药物组成有当归、熟地黄、陈皮、半夏、茯苓、甘草，是二陈汤加上当归和熟地黄。

张景岳说："治肺肾虚寒，水泛为痰，或年迈阴虚，血气不足，外受风寒，咳嗽呕恶，多痰喘急等证，神效。"记住，他加了"神效"二字。很多人觉得，这个方子不过就是二陈汤加了当归、熟地黄，如此平淡的几味药，怎么可能神效呢？所以古代医家有时互相吵架的时候，就诋毁这个，包括陈修园就非常抵触金水六君煎。

其实这个方子我们临床应用效果非常好，不仅仅可以用来治疗咳嗽、痰喘，还可以用于治疗食积后胃里有痰，晚上睡觉打呼噜，偏胖，中焦脾胃不好，气降不下去。当气降不下去，痰湿堵住的时候，用二陈汤把它化开，熟地黄走下焦补肾阴。

因为上面的气收不下去，阳不入阴，所以下面就有阴虚，熟地黄把阴液补起来，下面的气化作用立马加强。气化作用加强之后，就能抵御外面的寒邪。所以金水六君煎这个方子在当今时代非常实用。我在临床上发现，基本上十个病人，至少有四五个病人适合用金水六君煎。

《景岳全书》说："外感之嗽，凡属阴虚少血，或脾肺虚寒之辈，则最易感邪，但察其脉体稍弱，胸膈无滞，或肾气不足，水泛为痰，或心嘈呕恶，饥不欲食，或年及中衰，血气渐弱，而咳嗽不能愈者，悉宜金水六君煎加减主之，足称神剂。"

管中焦的有二陈汤，当归养肝血。这个方子如果想解释清楚需要很长时间，大家先记住就行了。胃气不降，经常反酸打嗝，脾气不好，稍微受点凉就咳嗽的，号脉时右手脉上亢，左尺不足的，都可以用金水六君煎。

因为右手脉上亢，金不生水，左尺不足，所以用熟地黄直接补左尺。因为水不足不能养肝，所以用当归养肝。二陈汤（半夏、茯苓、陈皮、甘草）是调右部脉，促进气往下降的。右手脉往下降，把左尺养起来，下面水火气化，身体就恢复了。所以张景岳说，足称神剂，没有丝毫的夸张。

最后跟大家分享一个气化小方，我们讲这么多，就是一个下焦气化的问题。影响气化的有水亏、火亏、精亏，还有风亏，叫风火水精。佛家叫地火水风，这个地就相当于精。长期阴阳两虚，就会产生精亏。因为肾精既可以促进气化，也是气化的结果。芝麻可以代替熟地黄来用，可以补水。芝麻很平和，肉桂（桂皮）补命门火。芝麻50克，肉桂10克，煮水喝就可以促进下焦气化。

如果长期大便黏滞，芝麻用60克。大便干的，是水少了，芝麻多放点，肉桂少放点，芝麻50克，肉桂5克。便溏、完谷不化的，肉桂多放点，芝麻少放点，可以肉桂20克，芝麻30克，以补火为主。把芝麻和肉桂的比例调整好就可以了。

芝麻是种子，所有补肾的植物的种子都可以补精。因为种子本来就是植物气化的结果。下焦气化之后，会产生生殖之精，男性会产生精子，女性产生卵泡，这都是水火气化的结果。

植物水火气化之后，会产生种子，比如枸杞子、沙苑子、覆盆子等，这些种子都能补精。芝麻也是种子，所以芝麻不仅能够补水，也能补肾精。相对来说，芝麻是很安全的，大家可以用这个小方来体验人体下焦气化的原理。

//////////

昨天讲到人体的气化不及以及相关的用药思路，还讲了中医思维。

在昨天的课程中，有几个小问题没有阐述清楚。第一个问题，下焦阴分不够。这个烧锅炉的水不够，怎么判断？大家看一下舌苔，凡是舌苔有裂纹的，都代表水不够。因为肾脏主水，五脏六腑的水不够都跟肾有关系，凡是舌头泛紫色的，都代表血液循环差。

第二个问题，凡是舌苔偏白的、偏水滑的，是阳不够。舌头一伸出来就流涎的，是阳气不够，气化不够；舌头胖大的，是阳不够。

一个是阴不够，一个是阳不够，大家可以去琢磨一下。阴阳判断好了之后，治病就非常简单了，就不会再执着于是肝虚、脾虚还是肾虚什么的，你直接从阴阳角度、从气化角度去理解这个问题，就好办了。

气源自下焦，起于下焦，下焦起于少阳之气，这个气不是很足，是少阳。到中焦之后，经过脾胃后天水谷精微滋养之后，这个气就变得很旺。到上焦，经过肺，肺主气，进行宣发肃降，输布到全身。同时，肺吸收大自然的清气。所以这个气有三根，一是根于肾，一是根于中焦的水谷精微，一是根于肺气。

我们今天分享的内容是，气从下焦到全身输布的过程中，它的升降是怎么运行的。根据这个升降的原理，我们就可以制订一些治病的方案。升降异常，就可以通过药物来改变这个升降的异常，这样起到化繁为简的作用。不是针对病人治，是通过调这个气机来治病。

古代的中医都是在取象比类。我们观察大自然，地气上为云，天气下为雨，云水本一气，循环无端。云和水从本质上讲都是H_2O。"不增不减，不垢不净，不生不灭"，从古至今，这个气和水都不会消失掉。再脏的水，哪怕大粪里面的粪水，经过太阳一晒，变成蒸汽，到天上变为云，降下来后又是雨水，又可以饮用。我们觉得这个水很脏，其实只要气化之后，它又能变成干净的水，这个天地的水是循环的。

"升降出入，无器不有"，大自然的云水互换，地气上为云，天气下为雨。那么人体也是一个升降的问题。《内经》里是这样说的，"出入废则神机化灭，升降息则气立孤危，故非出入则无以生长壮老已，非升降则无以生长化收藏。升降出入，无器不有。"

升降出入的，就是这股无形的气。我们人体的升降，不是我们的肌肉在升降出入，也不是我们的骨骼在升降出入，而是这股无形的气在升降。所以，练武术的说"内练一口气，外练筋骨皮"。

"万物负阴而抱阳，冲气以为和"，这个很重要。那么这个气，一个阴，一个阳，在体内的时候，它是怎么往上升的？力量从哪里来呢？

有首诗是这样说的，"东边日出西边雨，道是无情却有情"。我不知道大家读这首诗的时候是啥感觉，当我读这首诗的时候，就觉得这个作者是一位得道之人。"东边日出西边雨"，人体内的气，从左边往上升，从右边往下降，就是东边日出西边雨；"道是无情却有情"，道的运行是没有明确规律的，但是因为人是一个有生命的存在，所以体内的这个气有它的运行方式和规律。因为地球的自转作用，所以人体的气也会出现一边升一边降。因为地球的自转作用，所以会出现"东边日出西边雨"。"道是无情却有情"，看似无情却是有情，你说有情它也是无情，它只是按体内的运行规律在运行（图7-1）。

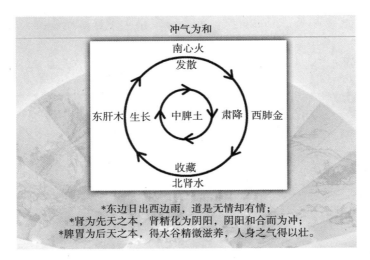

图7-1　冲气为和（肾为先天之本，肾精化为阴阳，阴阳和合而为冲；脾胃为后天之本，得水谷精微滋养，人身之气得以壮）

　　肾为先天之本，肾精化为阴阳，阴阳和合而为冲。脾胃为后天之本，得水谷精微滋养，人身之气得以壮。下面这个阴阳合和之后，化为冲气，冲气的源头在下丹田，所以中医经络里讲的任脉、督脉和冲脉，"一源而三歧"，起源于下面的胞中。下面的阴阳合和之后，化为冲气，从下面而起。

　　大家想想龙卷风。不要小看这个阴阳的对流，阴阳的对流会产生庞大的力量。所以人体的脏腑，一个阴一个阳，一个升一个降，这两股力量在相持的时候，会产生一股强大的力量，这就是"冲"。

　　人体本一气，一气化阴阳。化阴阳后，冷热相遇，升降对流，形成冲气，这个冲气源于阴阳，形成冲气之后，又复归于阴阳。

　　本来是一气，又分为阴阳，这个阴阳，一个寒一个热，一个升一个降，阴阳相遇之后，形成一个对冲，形成一个旋转，旋转之后，可以把一些有形的物质向中间聚集，进行能量转换，然后这个阴阳两气又复归于一气。

　　冲气之升根于肾，冲气之降根于胃。我们体内的这个气，如果想要往上升，要靠肾气来启动，如果没有下面的肾气来启动的话，它就冲不上去。如果想让这个气降下来，得靠胃气，如果胃气不降，冲脉就不降。下边这个图（图7-2）大家可以好好琢磨一下。

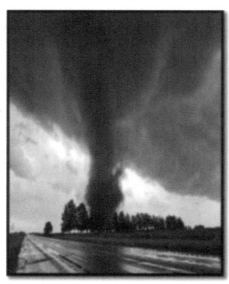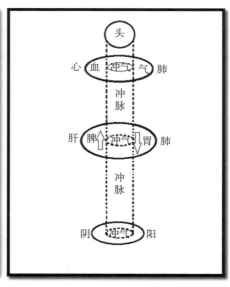

图7-2　龙卷风（左）；人体气机升降（右）

最下面的是"阴阳"，肾阴、肾阳，元阴、元阳，它们合和之后，化为一股冲气，水火化为冲气，这个气是冲气之源。

冲气往上走，到中焦的时候，胃降脾升，肺往下敛，肝往上升，左升右降，这时候形成一股对流，这股对流像龙卷风一样，旋转起来可以把中焦的水谷精微营养物质向中间加压之后转化为更多的气往上冲。

这个气往上升到达上焦，上焦是心、肺，心主血，肺主气，前面的膻中穴为气海，背后膈俞穴为血海，一个气，一个血，继续形成冲脉往上冲。

人体内这个气，在中焦脾胃这块可以加强，形成强大的气场。整个气的上升和下降，与中间的冲脉有很大的关系。冲为血海，任主胞胎，冲脉为十二经脉之海。

肾气之升，根于肾。所以当下面的肾精亏虚，肾阴、肾阳亏虚的时候，冲气升不上去，就算脾胃再好，吃得再好，他身体还是不好，脑袋也会不清醒。所以说，人要学会养精蓄锐，父母给你的先天之精就那么多，这一缸子里就那么多米，吃完之后就没有了，所以先天之精要学会爱惜。

胃气之降，根于胃。很多人上焦之气降不下去，浮在上焦，出现牙龈肿痛、牙龈出血、鼻子出血。因为冲为血海，当冲气不降的时候，就会出现牙龈出血、鼻出血这种情况。所以，只要冲气一降，上面的血就降，气降则血降，血降则火降。火降下去以后，上面就不会出现牙龈出血。

冲气之根在于胃，根据这个原理可以治很多病。比方说，张锡纯有个方子叫秘红丹，是用大黄配上代赭石、肉桂。这个代赭石就降胃气，大黄清上面的热，肉桂扶下面的阳，补命门之火。大黄和代赭石往下降，就可以降冲气，治很多出血症状。我们把这个方子化裁一下，简单的话，就用一味竹茹，比如说牙龈出血、鼻子出血的病人，其实就是胃气不降。胃气一降，所有的血都收到下面去了。竹茹30克或50克，熬水喝，就可以降胃气、降冲气。冲气一降，上焦的血会往下降，就不会牙龈出血了。

如何通过脉法来判断升降呢（图7-3）？左手心、肝、肾，心主血，肝藏血，肾主水。左是阴，叫体阴而用阳，从脉象来看，左侧是管升上去的；右侧是肺、脾胃和肾阳，右侧主降。左关和右关，一个是肝，一个是胃。胃气一降，右路就降下来了；左路一升，气就升上去了。所以，当你要判断气是升出了问题，还是降出了问题，主要核心在左关和右关。左手寸、关、尺三部，如果左关独大的话，就说明清阳不升；如果右关独大，说明浊阴不降，阳浮于上。所以，左关独大调肝脾，右关独大调胆胃。

左寸不足，左尺不足，左关独大，这在《易经》里是什么卦象呢？这是能量郁在中焦，是个坎卦。坎卦是什么意思呢？坎为险阻，闭塞不通之意。当出现坎卦的时候，中焦痞满，闭塞不通。现在很多人中焦独大，在肚脐上方中脘附近，在肚皮上出现多数褶子，反映气机的升降出现了异常。

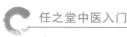

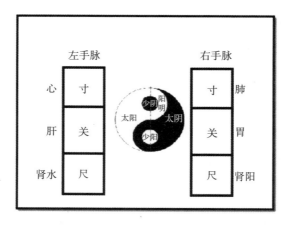

图7-3　脉法与气机升降

　　如何通过舌象判断升降？肝脾主升，如果清阳不升，肝郁患者会出现齿痕舌，脾虚患者会出现胖大舌。下焦是阴，上焦是阳，阳气升不上去是阴不向阳转化。当阴不向阳转化的时候，阴分就显得多一些，所以舌就胖一些，这时候就会出现舌胖大、齿痕舌的情况。

　　如果右关不降，胃气不降，说明人体内的阳不能向阴转化。舌尖部分对应上焦，舌根对应下焦，当阳气浮在舌尖的时候，舌尖就偏大一些，舌尖好像肿了一样。舌头伸出来的时候，很多人舌尖偏肿、偏大、偏红，说明阳气浮在上焦，降不下去。这时候要调胆胃，胆胃之气下行，上面的气就收下来了。

　　阳气浮在上焦，降不下去，就会化热。因为上焦本就是阳气所居，阳气长期居在那里，阴分就少一些，所以出现草莓舌（舌上面很多红点），都是因为阳气降不下去，浮在上面。有很多好动、心静不下来的小孩，舌头伸出来，都是草莓舌，舌尖偏肿大，这是阳气浮在上，降不下去。这时候就要调胆和胃。胆胃一降，这舌头就好些了。

　　所以通过看舌头的外形，就可以大体推测其原因是不升还是不降。有时候，因为长期不降，下面的阴分不足，那么舌头的根部会有裂纹，舌根这部分会瘦一些、小一些、薄一些。长期熬夜、长期操劳过度会消耗体内的能量，整个舌头会瘦小一些。如果舌头偏瘦小，说明体内的阴性物质不够。

舌头胖大一些，舌苔白色，但中间有裂纹，说明水湿不能气化，有阴，但这个阴不是元阴，不是真阴，是水湿。阴不能气化，阴是死的，是浊阴，不能被利用。只有这个水湿被气化之后，这个阴才能真正被利用起来。

升降异常会出现什么症状呢？当清阳不升的时候，阳气从下焦升不到上面去，中焦郁堵不通的时候，会出现下面的症状。

第一，神无所养。脑袋得不到阳气的滋养，就会心情抑郁，神不足。很多抑郁症的病人，号其脉的时候，左关是郁滞，郁大，左寸是不足的，说明神无所养，容易患抑郁症。患脂肪肝的人也容易抑郁，脂肪肝是肝脏被有形的邪气所侵占，出现脂肪堆积，肝细胞变性了，这时候脉象上也会出现左关郁滞。不管是肝脏有实质性的病变，还是没有实质性的病变，只要是左关郁滞，阳升不上去，脑袋阳不足，就会出现心情抑郁这种情况。

第二，上气不足，胸闷，心慌，气短。坐着没事，静止的状态下没事，只要一运动就会心慌、气短。

第三，阳不升，背凉。因为背上的督脉是阳气的总督，背的正中央是督脉，阳气从下焦往上升的时候，是通过旋转的方式，从下焦启动之后，一边上升一边旋转，最后都在督脉汇聚，然后往上升。当督脉往上升时，左关郁的人升不上去，在背上第七颈椎，第一、二、三胸椎附近就会出现阳气不足的情况。督脉上有个穴位叫陶道穴，陶道穴是督脉上最狭窄的部位，稍微受点寒，就容易导致阳气郁堵，升不上去，所以出现背凉。

在两肩胛骨之间，道家称为夹脊关，这个地方不通的，背部就会发凉、发紧、沉重。夹脊关这个地方有个膏肓穴，膏肓穴不通的时间长了，就叫"病入膏肓"，出现生命危险。所以，要想身体好，背部夹脊关一定要打开。背部夹脊关怎么打开呢？没事多用背撞墙、撞树，或者多做一些拉伸的动作，把背部拉开，刮痧也可以，把这个地方疏通开。

第四，当中焦郁滞的时候，会出现胁痛、肝区不适。因为能量郁在中焦，上不去，所以这是个实证，会出现胀痛。

第五，下焦阳虚，气化不及，就会大便溏泻，体质差。清阳的升是从肾、肝脾、心、头这一条线路上去的。这条线路，除了中焦的肝脾之外，与下焦的肾也有关系。所以，脾虚的时候就会大便溏泻，水谷精微没法被吸收和利用，进一步导致体内的气不足，清阳不升。

第六，重阴必癫。什么意思呢？当清阳不升的时候，体内阴气盛的时候，人容易抑郁，这时候如果病情进一步加重，就会患"癫"，"癫"就是精神病。有一种病叫癫痫，长期体内痰湿比较重，痰涎比较多，就容易患癫痫（突然发作，口吐白沫，角弓反张）。"诸痉项强，皆属于湿"，当体内的痰湿比较多的时候，突然被体内的气带上去，在颈椎附近堵住，就会出现角弓反张，喉咙里就会痰往上涌。所以，精神疾病，不管是癫痫也好，抑郁症也好，都与阴气过盛、阳气不足有关系。治疗的时候，就需要把阳气升上去，把阴气降下来，升阳降阴，升阳就是调肝脾，降阴就是调胆胃。

大家看到"浊阴"二字，总认为浊是个坏东西，其实不是，因为阳和阴相对，所以清和浊相对，不要把浊阴理解为很脏的阴，不是这样的。酒分为清酒和浊酒，什么叫浊酒？就是很黏稠、营养物质很多的酒。清酒就是营养物质少，以乙醇为主的酒，这种很清的酒，又称为阳性酒、白酒。所以，浊阴代表阴性的，能滋养人体的阴性物质，是人体由阳向阴转化而成的营养物质。不是说浊阴就是坏东西。

《内经》里讲："清阳出上窍，浊阴出下窍；清阳发腠理，浊阴走五脏；清阳实四肢，浊阴归六腑。"这个浊阴可以养五脏六腑，不一定是个坏东西，只是走的方式不一样，清阳往上走，浊阴往下走。

当清阳不升的时候，除了上面列举的几条以外，还有什么情况呢？因为清阳不能发腠理，所以皮肤就跟蛇皮一样，很干燥。当浊阴不降的时候，皮肤有什么表现呢？皮肤容易患湿疹，因为浊阴从表向里收，收不回去的时候，皮肤表面就会形成很多湿疹。所以，有的病人身上长期长一些小的水疱，反复好不了，就是浊阴不降。

浊阴不降的根在哪里？在胃，胃气一降，冲脉就降，冲脉为十二经脉之海。所以浊阴不降的情况要从胆胃来治，胆胃一降，整个气就降下去了，浊阴就收回去了。

浊阴不降，阳浮于上，热扰心神，失眠多梦。现在很多人都是阳浮于上，脾气不好，思虑过度，胃气上逆，口苦咽干。这个热一直降不下去，所以，睡觉的时候，两个太阳穴发热，脑袋静不下来，失眠多梦。热扰心神时，就会出现精神系统的症状。

如果进一步加重，就叫"重阳必狂"。前面讲过"重阴必癫"，这里是"重阳必狂"。当人感受外在的阳性邪气的时候，与体内郁浮的阳气相遇，二阳相加就会产生狂症。很多人脑子反应很快，思维很灵活，晚上睡不着觉，眼睛充满血丝，太狂躁了，进入了一种亢奋的境界，这叫"重阳必狂"，是阳气降不下来导致的。张锡纯怎么治疗狂症呢？给病人用芒硝，芒硝能通六腑，能够降。芒硝是咸的，能够降。如果是癫证，用芒硝行不行呢？不行。因为芒硝是使气往下走的，越用芒硝越重。

有些病人有一点癫的时候，就是阳气不足、清阳不升的时候，稍微喝点白酒，就可以促进阳气往上升。如果是狂症就不能喝白酒了，狂症喝白酒，越喝越狂。那些长期郁闷、不说话、有点焦虑、工作压力大的，逢年过节或平时吃饭，喝点酒之后，他有可能话多了，为什么呢？因为他郁闷的阳气郁在下面升不上去，喝点白酒，稍微发散一下，升上去之后，他的心情就变好了，所以酒后话多就是阳气发散出去了。

浊阴不降，胃气上逆，就会反酸、打嗝、呃逆。长期胃气往上泛就会使咽喉不舒服，所以浊阴不降很容易出现咽炎，长期反复咽炎、扁桃体肿大。女性还常伴有甲状腺结节、乳腺增生、乳腺纤维瘤，这些都跟胆胃不降、气降不下去有关系。

看似很多病，其实就两个病。一个是阳气升不上去，一个是阴气降不下来。

当阳不化阴的时候，下焦就阴液不足。下焦阴液不足，大小便就不调，小便就少，大便就黏稠，或者几天一次，因为没有水分。睡觉就能够补阴，通大便。为什么人早上起来排便呢？因为睡觉的时候就使阳向阴转化，肠道水分增加，就能通大便。白天为什么很少大便呢？因为白天阳气以升为主，晚上则以降为主。

长期阴液不足，就会造成五脏六腑阴亏，舌头会有裂纹。皮肤刚开始可能有湿疹，时间长了就会变得很粗糙，之后变成牛皮癣。最初湿疹是因为阳气收不下去，浊阴不收，皮肤有湿。阳气长期收不下去，下焦阴分不足，气化也不够，皮肤就得不到阳气的滋养。浊阴排不下去，皮肤会慢慢变粗糙，就像厚牛皮一样。这时候既存在浊阴不降，也存在阳气不升。

我们在用药的时候，首先要分清药性的寒、热、温、凉。药的寒、热、温、凉称为四气，寒凉和温热是两种对应的药性，寒与凉，温与热，只是程度的不同。

升则为阳，降则为阴。凡是偏升的、偏散的，就是阳；偏降的、偏收的，就是阴，阴阳是两种态势，是两种相对的运动趋势。

阴本居下，难以登天。就像地上的水一样，本来在盆子里、在湖里，它要跑到天上去是很难的。所以阴要升腾的话，必须要借助阳气的温煦作用，无阳则气化失司，当有阳气的时候就阴随阳升。

很多人地位比较低下，过得比较寒酸，想一步登天是不可能的。只有内在力量提升之后，才能够升得上去。当你阳气足的时候，内在力量提升之后，人的整体面貌才能够提升，社会地位提升，你的人生才会过得更舒服。

阳本来是亲上的，这个上本身是阳位，所以阳气在阳位是正常的，它不愿意下沉。阳气要下去，必须要借助寒凉之气的帮助，由阳向阴转化之后，才能下沉。如果没有寒没有凉，就会敛降不及，这个阳就降不下去。当碰到寒凉之后，上面这个阳气就会由阳向阴转化，叫阳随阴降。

水火的相互转换，其实就是两种气，一个是温热之气，一个寒凉之气。温热之气会促进阳气的升腾，寒凉之气可以促进阳气的下降。所以温性、热性的药物，就可以促进阳气的升腾；凉性、苦寒的药物，就会促进阳气的下潜，往下降。你们明白了这个道理，用药才会很灵活。

药性分寒、热、温、凉，药还有味，这个药味有辛、苦、甘、酸、咸五味。

药味：辛开、苦降、甘缓。

辛味能散，所有的能够闻到的香味都可以归为辛味。比方说花香，辣椒的辣味，花椒的香味，这些辛香之味，都可以促其散开，往上升，促进气机宣发。

辛味的药有辛凉和辛温之分。比如麻黄是辛温，薄荷是辛凉。辛是往上开的，往上升的，温药会促进阳气向上升，味辛、性温同时具备的时候，药味是辛的，药性是温的，辛温之药以开为主，所以麻黄发汗比较好，它的药味是辛的，能促进发汗，它的性是温的，能够开，辛温结合起来，它就开了、发散了。

辛凉之药称为凉开，辛温之药称为温开。

那么辛凉之药有什么特点？凉性的药会促进阳气由上往下降，阳气由阳向阴转化。就跟秋天的时候下一场雨一样，一场秋雨一场凉。夏天的天气很热，但是立秋之后，下了一场雨之后，这个热气就降下来了。所以凉性的药能够促进阳气往下降，但是辛又能开，辛凉相合之后，就能把体内的郁热给散了。

当体内有郁热的时候，郁闭的热量通过辛味的药就可以打开，提壶揭盖，郁热就散出去了。体内的热清完之后，它变成水往下降，由阳向阴转化，所以是两种思路。

那么对于外感的话，比方说风寒感冒，体内阳气不够，就需要用辛温的药，用温来帮助阳气恢复，用辛来帮助打开，把邪气推出去。如果风寒感冒，正在发热，用辛凉的药，凉药就会把体内的阳气由阳向阴转化，对人体有害无益，效果不好，所以应该用辛温的药。

辛凉药用于温病，就是因为温热之气在口鼻、胸腔、肺这一块。有热时，用辛药可以把它散开，用凉药把热气从前往下降。背部往上升，前胸往下降。

如果背部受寒就用辛温的药，如果前胸热燥就用辛凉的药。这就是为什么在医学发展史上出现了温病派和伤寒派，一个以辛温为主，一个辛凉为主，这是两大派别的区别。

辛凉的药除了治疗感冒，还可以治很多病。比方说头上生疮，长个火疖子，用辛凉的药，凉可以清内热、解热毒，辛可以把郁积的热往外散，一边散一边清。金银花、连翘、薄荷都能治疮科，而且效果很好，就是这个道理。

苦味药能降。苦可以促进人体气机的降，比方说我们喝的茶叶就是苦的，就能往下降。但茶叶不是纯苦味，茶叶还有香味，绿茶有清香之味，能提神醒脑，因为清香之味能升发体内的阳气。苦可以降，往下收敛阳气，辛可以升发阳气。茶叶虽然是苦寒之品，但有清香味在里面，就可以帮助体内郁积的阳气升发出去。

苦寒之药，苦与寒相合能增强收降之力，味苦能降，寒也相当于凉药，所以苦寒能增加往下降的力量。还有苦温之药，苦能往下降，温能往上升，所以能形成一个升降过程。比方说苦温的艾叶。艾叶泡茶喝是苦的，能把浊气、浮在上焦的阳气往下降；艾叶也是温的，能宣通经脉，促进下焦的气化。艾本身就是一味很好的药。

甘味药能补中气。我们吃的大米、馒头、米饭、包子等水谷在胃里通过转化，在小肠吸收，在体内转化为葡萄糖，转化为甘味的东西，所以甜味的东西本身就能补中气。甘味药可以补中气之不足，甘可以化气。下焦肾为气之根，中焦可以促进气化的加强。

甘味与寒味相合称为甘寒。甘味药补气化气，气足以后，再遇到寒的药，就能促进阳向阴转化，就能滋阴，所以甘寒之药能滋阴。我们吃的芝麻就是甘寒的，味甘能化气，寒能把气向阴转化。

甘温之药，甘化为气。在温性作用下能增加升的力量，所以甘温之药能促进体内气机的升发。中医讲甘温除大热，阳气郁在里面，气不足，遇到甘的药，甘可以化为气，温可以往上升，就叫甘温除大热，可以把体内郁热升发出去。补中益气汤就是甘温除大热的代表方。

酸味和甘味化合为酸甘之药。甘能化气，酸能化阴化血。因为酸是往下收的，把气向阴转化，所以酸甘化阴。夏天口干舌燥，喝点糖水，转化为气，糖里加酸味的东西，酸就可以把气转化为阴性物质——阴血，所以酸甘化合能转化为阴。

辛与甘化合，甘化为气，辛能化阳，把阳气往上升，所以辛甘化阳。你吃甜味的东西，再吃辛味的东西，就能够促进体内阳气往上升。

所以甘味非常重要，它本身就有补益作用，可以转化为气，气与寒相合，与温相合，与酸相合，与辛相合，酸、苦、甘、辛、咸，可以转化为不同的结果。

做菜的话，阴虚的，就可以搞个甜酸味，酸甘化阴。头昏，抑郁症，脖子发凉，用辛甘化阳。很多人心情不好，阳气不足，就吃辛甘之味，比方说武汉鸭脖，有辛辣之味，又加了甜味，甜甜的，辣辣的，吃了就很愉悦，心里很舒服，越吃越有精神，就是辛甘化阳。每种食材的特性不一样，有甘寒的、甘温的、辛凉的、辛温的、苦寒的、苦温的，都可以在体内起到不同的作用。

太阳东升西落，其实是地球自转所致的。气机升降，阳主阴从，阳气可以带动阴气运行。阳附于阴上，阴动则阳行。就是说阳气往上升的时候，阳主阴从，当阳气往下降的时候，需要依附在阴上，叫阳随阴降，所以说阴阳不可偏废。

阴阳本为一物，互动而成太极。阴阳互动，由二归一，复归于道。天行健，君子以自强不息；地势坤，君子以厚德载物。地势坤，这个地要厚德载物，它能够载阳气，阳气可以促进阴气运行。阴，可以厚德载物，载着阳气运行，相互依附。

举个例子，家里地暖水管里的水，有热量，是水载着阳气在运行，所以阴能够负阳。如果没有这个水，光靠纯蒸汽的话也行，是阳带着阴在运行，热水是水带着阳气在运行。

酸味主收，这个收与敛是不同的，敛是从上往下降，肺主敛降，是从上往下敛。这个收是从上往下"拽"，我们放风筝，收风筝时是把线从上往下拽，称为收。

酸味药可以促进阳气从上焦收到下面去，分酸寒和酸温。因为味道是酸的，它的药性可能是凉的，也可能是温的。酸寒的药有什么特点呢？因为寒能降，可以促进人的阳气从上焦往下降，所以酸寒的药吃下去，可以把上面的阳气迅速降到下面来。比如乌梅就能把阳气降下去，酸味药和寒性药结合，可以促进阳气迅速从上焦降到下焦去，协同作用。酸温药有什么特性呢？酸从上面收到下面来，如果这个药是温性的话，它能够促进气化，所以酸温药补命门之火，可以把阳气收到命门来，促进下面的气化作用。酸寒是把上面的阳气收到下面来，相当于补水。所以酸寒药与酸温药对身体的作用是完全不一样的。

比方说喝一杯醋水，白开水放点醋进去，是酸味的，如果放冰箱里稍微冻一下，温度低一点，偏寒点，喝下去之后，可以迅速把上焦的阳往下收，收到下焦去。夏天喝凉酸梅汤，酸味和寒能促进阳向阴转化，甘味可以补气。酸可以促进阳气收下去，可以更快地补阴。如果酸梅汤不是凉的，而是热的呢？大家可以试一下，喝热的酸梅汤和喝凉的酸梅汤是不一样的。喝凉的酸梅汤，生津止渴效果非常好；而喝温热的酸梅汤，会发燥，效果就差很多。这就是凉和温的问题。

咸味药，咸能软坚。当体内气由阳向阴转化，浊阴往下降时，如果气机不畅，有形之物降不下去，停留在半中央，这时候遇到阳气，阳气会把它炼液成痰，焦痰、顽痰，或者说是其他有形物质。大肠里的一团屎，会越炼越干，燥结之后成为燥屎。这时候就用咸味药治疗。

咸味药有什么特点呢？咸味喝下去，可以把上面其他部位的水调过来。这个咸味药就是调动水的，它就像一个调度员，可以把其他部位的水调动过来。

小时候见过腌鱼、腌肉、腌菜，当这个肉撒上盐之后，细胞里的水就渗到细胞外面来，肉就缩小了，会滴水。当喝了咸水之后，它会把细胞里的水调到细胞外面来。咸味到肠道后，会使肠道外面的水向肠道里渗透，使细胞里的水向细胞外渗透，这样就可以稀释大便，使大便变软，易于排出。咸能软坚散结，咸是靠水来软坚散结的，并不是咸味本身能软坚散结，而是咸把水聚积过来，用水把坚结冲掉，但咸味药并不能直接补水。

咸味药能够补肾。咸味药为什么能补肾？肾脏主水，水都往下收，收到下焦，对肾脏是有利的。我们说这个凉药、寒药，都是把阳向阴转化，是一个转化机制。而咸味药不是由阳向阴转化，它是直接重新分配阴津。所以咸味药吃多了会让体内阴分重新分配，有些地方阴分多，有些地方阴分少。因为津血同源，当水分重新分配之后，有些地方就缺水了。所以过用咸味后可致口干舌燥。因为咸味多后，可把细胞的水抽出来，细胞缺水，整个人就会感到口干舌燥。

肠道有燥屎，这时候也可以用甘寒的药，比如芝麻，甘能够化成气，寒能把气转成水，所以甘寒药能滋阴，就能助大便排出去了，这是正常之法。如果用咸味药通大便，咸味药不是在补水，而是把肠道外面的水往肠道里面收，这时候大便稀释，也易于排出。

酸甘化阴，如果配合咸味，就会增加咸的功能。酸甘产生水，再配合咸味把水调到这个部位来，增强咸的功能，软坚散结效果就很好。

甘寒能补阴，甘温能化气，再遇到寒，气就转为水，所以甘寒能补阴，再配合咸味也能起到很好的效果。比如果脯，果脯是甘寒的，放入盐之后，盐是咸味，就能助其通大便、补肾、滋阴。

麻黄是辛温的，以开为主，所以人用了麻黄就会出汗。白酒呢？也是辛温的，所以白酒喝了也会出汗，有发汗的作用。平时爬山，背后受了寒，背部、脖子不舒服，有些僵硬，回家后喝上一两白酒，喝完后浑身一发汗，就舒服了。

薄荷、连翘、金银花都是辛凉的。辛能够解表，把表解开，凉能够把内热清掉。

白酒辛温，是开的，放点大黄，大黄是苦凉往下降的，所以服用白酒泡大黄之后，既可以清内热往下降，也可以解表。

寒包火，外面是风寒束表，里面是内热，这时候可用白酒泡大黄。很多皮肤上长疮疖的人，里面是热，郁在里面，外面被寒包裹。这时用白酒泡大黄外用，洗这个火疮、疔疮肿疖，效果就很好。它能把里面的热毒清掉，把外面的热散开。

川芎是升的，因为辛温是升，以升清为主。

桂枝是辛甘温的，辛味主升，甘味能化气，温能促进气向上升，所以桂枝能够补阳和升阳。因桂枝以辛温为主，所以它以升阳为主。那么肉桂呢？它也是辛甘温的，但肉桂的味道比较甜，以甘为主，所以以化气为主，甘味和甜味能化气，加上性温，它的补阳效果就好一些。所以肉桂以温补为主，桂枝以升阳为主。

大黄是苦寒的，能够泻火降阴。当苦寒进入人体后，能促进人体阳气往下降，由阳向阴转化。苦寒就能降阴泻火。

绿茶是辛苦寒的。绿茶有一股清香味，这个清香属于辛味，辛能升清，所以喝完绿茶之后，大脑就会很清醒，可提神醒脑。它同时又是苦寒的，苦寒能清降内热。如果体内本身阳气不足，头昏，这时候就应该吃辛温的东西，因为温能够化气升阳，再配上辛味升阳。如果喝绿茶，虽然能够暂时把阳气往上升，但体内阳气本身就不足，再用苦寒之品，阳气就会更加不足。所以有些人适合喝绿茶，有些人不适合喝绿茶。

苦参是苦寒之药，苦和寒结合就能够泻火和降阴。

附子是辛温的，辛能发散，能开、能升，温能补火，所以附子补火以升阳为主。

芝麻是甘寒的，甘能化气，寒能把气转化为阴，所以芝麻能够补肾阴。熟地黄也是甘寒的，也能补阴。

我们明白了这些道理，也可以用中成药来调理气机。逍遥散和逍遥丸疏肝健脾，疏肝促进阳气往上升，健脾也可以促其升清，脾主升清，所以逍遥丸是以升清为主的药。当阳气升不上去，脑袋清阳不足，会出现抑郁症状，吃了逍遥丸后，可以很逍遥、很舒适，就是因为它把阳气升上去了。

两胁作痛，头痛目眩，口燥咽干，神疲食少，月经不调，乳房胀痛，脉弦而虚，这都是表象。它们共同的病因为体内清阳不升。肝气郁结，脾虚，肝郁血虚脾弱证，以疏肝健脾升清为主。所以治病的时候，一定要跳过这些表象，去调里面的这股气。

补中益气丸有调补脾胃、益气升阳、甘温除热之功效。它能促进体内的气往上升，主治脾胃虚弱、中气下陷，症见食少腹胀、体倦乏力、动辄气喘、身热有汗、头痛恶寒、久泻、脱肛、子宫脱垂等。头痛恶寒，是因为脑袋阳气不够，所以才头痛恶寒；中气下陷，是因为气升不上去所以才下陷；食少腹胀，是因为清阳不升所以才腹胀；体倦乏力，是因为阳气升不上去，所以才乏力；动辄气喘，因为阳气升不上去，肺气不足，才动辄气喘。所有这些症状，全是阳气升不上去，郁在下面所导致的。阳气郁在下面，就会发热，所以说身热有汗。用一些甘温的药，比如升麻、柴胡这些提升阳气的药，就能把下面的郁热升上去。

三黄片，黄连、黄芩、大黄，这三黄能够泻火解毒，以苦降为主。所以当阳气浮在上面，大便不通时，用三黄片就能把上焦的阳气降到下面去。这是一个单纯以降为主的药，主治三焦热盛，目赤肿痛，口鼻生疮，咽喉肿痛。这些都是阳气浮在上面、降不下去而导致的大便干结。

防风通圣丸，解表通里，清热解毒，是从表、里入手，主治外有表证、表寒，里面有郁热，阳气不能散。我们运动出汗，阳气升发出去，才能把郁热散出去。如果阳气不能升发，郁在里面，就不能形成升降。所以"外寒内热，表里俱实，恶寒壮热"这种情况可以解表清里，把阳气升上去，把里面的有形之邪向下排出去，这叫解表清里。

银翘片，疏风解表，清热解毒。银翘散作用于上焦，是辛凉的，辛是升，凉是降，辛凉之法。人体感受风热邪气后，心胸肺有热，辛味的药可以把表打开，让热散出去，凉药可以把里面的气从阳向阴转化，这是辛凉的作用。

小柴胡汤，可以疏肝和胃。胃气一降，十二经脉皆降，冲脉也降。所以当阳气不降的时候，可以通过降胃气来取得效果。柴胡是疏肝的，当肝胃不和、清阳不升、浊阴不降的时候，用小柴胡汤就可以解决问题。因为小柴胡汤既有升又有降，从中焦入手，可以治疗很多病。所有的病人都存在清阳不升、浊阴不降的情况，如果用好了，基本上所有的病都可以治。

在小柴胡汤的基础上加点补脾的药，升清的作用就加强了；在小柴胡汤的基础上将苦寒的药加重，降的力量、由阳向阴转化的力量就会加强。比如说小柴胡汤加竹茹，通胃降胃的力量就加强了。以小柴胡汤作为基础方升清降浊，就能解决很多问题。

对于很多发热的病人，可以用小柴胡汤疏肝和胃，升清降浊。如果发热是因为体内水分不足的话，就用小柴胡汤配合白萝卜煮着喝，白萝卜就能滋阴。用芝麻煮水冲服小柴胡颗粒也有很好的效果。

小孩子发热时，因为小孩子的元阴元阳比较足，先天之精比较足，发热容易导致水不够，所以小孩子发热的治疗重点在补水，而不在于补火。如果热不退，只需要把下面的水补足，热就退了。所以小孩子喝小柴胡颗粒的时候，用点芝麻熬水冲服，把下面的水补足，因为小孩子先天之精足，他的火足够，所以热很快就退了。

大家可以看看小孩子，一两岁的小孩，经常光着屁股，穿着开裆裤，冬天也是这样。如果是成人，冬天不穿秋裤都冻得难受，但是一两岁的小孩穿着开裆裤到处跑，却冻不坏，为什么？因为他的先天之精足，先天之精转化为元阴元阳，他的下面气化够，所以不怕冷。小孩子的屁股三把火，因为有元阴元阳存在。

下面给大家分享一些升降小方。

（1）大黄泡酒：大黄一两（30克），白酒一斤。

功效：解表清里，升清降浊。可内服，可外用。

很多人喜欢往酒里泡些鹿茸、鹿鞭、海马等温补药，其实这是不对的。酒本身就是阳性药，还加入大量的温补药，一把火冲上去，就容易流鼻血、头痛，甚至发生脑血管意外。酒本身就是往上升的，应该放点大黄进去。因为大黄能解表清里，可以治身上长疮，通大便，化体内包块。大黄还能促进阳向阴转化，通六腑，可以治疗很多问题。如果能买到好大黄，比如太白山的金丝大黄更好。

（2）三根汤：葛根30克，芦根30克，白茅根30克。

功效：解表清里，养阴退热。葛根解表，芦根养胃阴、通冲脉，白茅根清肺热。不管是受寒感冒还是受热感冒，都可以用，大人、小孩发热都可以喝。

（3）竹茹30克，橘叶3片。

功效：疏肝理气，降胃平冲。竹茹能降胃平冲，橘叶能疏肝理气，让肝气升上去。所以凡是乳腺增生、反酸打嗝的病人，都可以用。

（4）白糖加白醋。

功效：白糖补水谷精微，转化为气，醋化气为水，收藏至肾，养五脏之阴。

口干舌燥，舌面有裂纹，阴虚的，用白醋加白糖或冰糖煮水喝，能酸甘化阴。如果放凉了再喝，这个寒凉就能促进阳向阴转化。所以糖醋水喝热的和喝凉的，其效果是不一样的。

（5）盐制果脯。

功效：咸能收水。水果甘寒补阴，咸能向下收，为补肾水良方。

现在有一种盐制果脯。水果是甘寒的，甘能化气，寒能柔气，把气转化为水，所以甘寒是滋阴的，而盐可以调节水分的分布。如果大便干结，肠道有包块，可以多吃点盐制果脯。

（6）酸辣泡椒。

功效：辣为辛味，酸甘化阴，辛酸甘化合，升清降浊。

辣椒是辛的，放点糖进去，泡酸之后，能促进气往下收，放点糖能酸甘化阴，辛酸甘化合，升清降浊。辛味是升的，酸甘化阴能往下降，往下收。一个酸辣泡椒就能解决很多问题。

今天讲"中医思维与药物疗法（下）"。在讲课之前，我们把人体气化流程稍微总结一下。人体气一直在上升和下降，无时无刻不在周流循环。我们要做的事情只是顺势而为，升不上去，帮它升；降不下来，帮它降；如果气消耗过多了，我们给它补点气，用水谷精微来补这个气，用大自然的清气来补这个气。

这个气其实在下焦，通过先天之精的肾阴所转化。所以，我们要爱护自己的先天之精，先天之精是点火装置，用完就没有了。下面的水火是精所产生的，精可以转变为水火，同时，水火炼化之后也可以转变为精。所以，后天之精可以通过水谷炼化来补这个精。同样，当我们体内气不足的时候，要把储存的精调动起来，转变为水火，才能有气化作用，这是一个循环的过程。就像家里储存的粮食一样，可以拿出来吃，吃的同时又可以储存粮食进去，是相互转化的。但是先天之精用完就没有了，后天之精是可以储存的，是可以转化的。

在气的升降过程中（图8-1），要有一个概念——冲气的概念，要有这个意识。因为气不会无缘无故地升，也不会无缘无故地降。肝脏主升，肝脏里面有一股力量把肝木顶上去，我们讲厥阴风木之气，这个气受温度的影响，当大自然温度升高的时候，气也往上升。所有的气往上升，必须要有一个力量，这个力量靠什么呢？靠"万物负阴而抱阳，冲气以为和"，靠冷热对流、升降对流产生的旋转之力。所有的气往上升，是旋转式地往上升；它往下降的时候，也是旋转式地往下降。

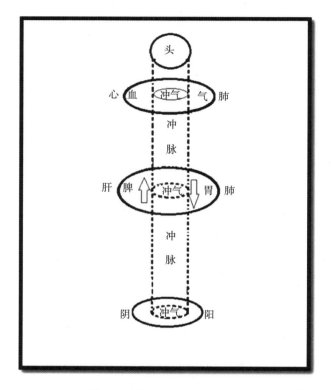

图8-1　负阴抱阳，冲气为和

大家可以做一个试验。家里洗碗池里装满一池水，然后把底下的塞子打开，水往下流的时候，水是一边旋转一边往下流。这就体现了地球自转的原理，因为地球的自转，所以水是旋转式往下降的。

气往上升，是寒热对流、升降对流后形成的一股冲气，这个"冲"是旋转式往上冲。这个旋转往上的力量非常强大，平常我们的身体感觉不到，当身体失去平衡之后，才能感觉到。冲气往上冲的时候，叫"奔豚气发作欲死"，这个气往上顶的力量是非常强大的。强大到什么地步？就看这个阴阳二气旋转产生的冲气有多大，如果大的话，可以直接冲到头顶上去。所以，要理解这股气的运行模式。

这个冲脉之气，大家可以在网上搜索或者看一下相关的书籍。冲脉之气的启动，根植于肾，叫作"起自下焦，成于中焦，归于上焦"。如果肾气不足、肾虚的话，下面的气化功能不行，这个冲气往上升的力量就不够强。冲脉之降，"起自上焦，成于中焦，归于下焦"。降是从上往下降，升是从下往上升。所以升是根于下焦，降是根于上焦。

什么叫"上焦"？我们以整个人为概念，头胸在上，肝、胆、脾、胃在中焦，肾和子宫在下焦，这样从上往下分。如果从局部来看，皮肤表皮称为上焦，肌肉层称为中焦，再往里称为下焦。

上焦、中焦、下焦，从局部和整体来看，好似不同，其实是一个意思，只是作用的点不一样。既有升降，也有开阖，上下而论为升降，内外而论为开阖。

这个三焦，如果立足于上下，叫作上、中、下三焦。如果立足于内外，也可以叫作上、中、下三焦，是一个意思，只是立足点不一样。

这个阴阳的循环源于温度。气的上升，是在下焦，源自温热之气。如果下焦没有热量的话，无法温化，这个气就形成不了，所以它是温热之气。就好比地面上的水蒸气一样，地面如果没有温度，没有地热，地面的土是冻土，它就不能长庄稼，不能促进水汽往上升。所以这个气起源于下焦，源于温度。

冲脉之气的降，来自上焦，源自寒凉之气，也源于温度。当天上的云彩遇上冷空气之后，会转换成水，会下雨。所以天气预报经常说，某某上空受冷空气的影响，局部有大到暴雨，这个局部下雨是因为冷空气对流，有冷空气存在。如果没有冷空气的话，就不可能下雨。

这个道理看上去很简单，其实它可以解决很多大问题。如果你的皮肤很干燥、头昏，这时候，你只需要把下焦的热量补起来，因为温度作用，体内的阳气从下焦气化上来，阳气气化之后，你的皮肤就不干燥了，头就不昏了。

如果你的皮肤经常起湿疹，好不了，感染，这个时候怎么办？用凉性的药。用凉药把皮肤上的温度降一降，这个气往里一收，皮肤病就好了。我家小孩子还没满月时，就长了湿疹。当时是夏天，家里的气温偏热一些，大概在30℃左右，不敢开空调，怕孩子冷。孩子起湿疹后用湿疹膏、丹皮酚等药物外洗，都没有用。我突然想到，是不是气温高了呢？因为温度一高，这个气就往外发，小孩子就容易长湿疹。当天晚上把空调调到27℃左右，一个晚上，孩子脸上、身上的湿疹全好了。所以，当气温低的时候，可以促进体表外在的阳气往内收。阳气往内收，人体由阳向阴转化加强，很多湿疹就是这么治的。

这里要讲两个治法，皮肤干燥和皮肤湿疹的治法。

前段时间，我家孩子腿上长了湿疹，瘙痒，一直流水，疫情期间到处找不到药，最后找到点好多年前的熊胆粉，把熊胆粉用凉开水一调，再涂抹上去，第二天就好了。熊胆粉苦寒，苦寒可以促进气往内收，所以湿疹就好了。

"冲气之成，源于水谷"。前面说了，冲气起于下丹田，成于中焦。从气象学来看，龙卷风形成的原因，是由于云层上下温度差异过大，造成冷空气下降、热空气上升所形成的小漩涡。大家想想，我们的中焦脾胃不也是一样的吗？一个热气往上升，一个冷气往下降，形成一个漩涡。

此时，空中出现一块块棉花般的白云，称为积云。积云继续在大漩涡中发展形成积雨云。云层往中间集中，形成积雨云，积雨云是有热量的。大家可以查查资料，地气上为云的时候，水蒸气能升上去，是靠温度，所以，积雨云里面有温度。当它往中间旋转的时候，密度越来越高，内部的热量不断增加。因为压缩，热量不断增加，积雨云内部潜热继续不断地加温，故而产生强大气流，水汽形成强大的气流，即所谓龙卷风。

龙卷风有下曳龙卷风和上升龙卷风。上层积雨云与中心之间的气压差距递增，造成气流向下曳出，即所谓的下曳气型龙卷风，亦称为喷出型龙卷风。龙卷风中上升的气流，宛如吸尘器吸入地面上的各种物质，即所谓的上升气流型龙卷风，亦称为吸进型龙卷风。

我们再想一想人体，人体的气，一个是往上升，一个是往下降，其实也是一个上升龙卷风，一个下曳龙卷风，两股力量，一个上，一个下。人体水谷精微之气在中焦的时候，形成对流之气，转化成一种能量，促进气的形成。

那么，气的上升和下降是怎么通过冲脉濡养周身的？怎么发腠理？怎样具体运行的？通过怎样的途径？这是一个大的话题。

说三焦也好，腠理也好，都是一个说法。今天我们就来探讨一下这个通道。如果通道不清楚，我们怎么治疗通道不畅的疾病呢？今天下午就讨论通道不畅的问题。前天下午讨论的是气的产生和元气不足的问题，昨天下午讨论的是气的升降机制异常的问题，今天讨论通道的问题，通道不畅的问题。

说通道，我们要从腠理说起。"腠"发音同"凑"，含义也相近，有时也通假互用。凑的本义是水流汇聚的意思，引申为聚集，相关的词汇有凑集、拼凑、凑合，等等。腠用"肉"代替"水"作偏旁，意思是皮肉聚集。从宏观的角度来讲，就是单个细胞簇拥在一起，形成了覆盖全身的细腻的表皮。但是从微观上看，每个细胞之间有细微的间隙，这些细胞和它们之间细微的缝隙就是腠。

中医研究细致入微，常常涉及肉眼不可见的外部虚邪、体内真气，所以也研究到了人体微观结构，产生了皮腠、肌腠、腠理等概念。腠是肉眼不可见的表皮间隙，理是肉眼可见的表皮纹路。一个是间隙，一个是纹路。

腠理作为人体组织的一部分，与体内脏腑气血有密切的关系。《内经》中说，卫气能"温分肉，充皮肤，肥腠理，司开阖""卫气和，则分肉解利，皮肤润柔，腠理致密矣""其流溢之气，内溉脏腑，外濡腠理"。腠理是卫气、流溢之气流行的通道。《内经》还说，"天暑衣厚则腠理开，故汗出""天寒则腠理闭，气湿不行，水下留于膀胱，则为溺与气"。"清阳发腠理，浊阴走五脏"，意思是说清轻无形的能量通行在腠理之间，沉淀有形的物质往下走，储存在五脏之中，滋养五脏。

《医宗金鉴》对腠理的注解："腠者，一身空隙，血气往来之处，三焦通会真元之道路也。理者，皮肤脏腑内外井然不乱之条理也。"一个是空隙，一个是条理。

卫气的来源之一是人体元精所化，通过三焦散布到腠理。卫气散布到腠理之后，温分肉，充皮肤，肥腠理，司开阖。

大家都吃过猪肉，切开猪肉，每一块肌肉表面有一层膜，这个膜有两层，肌外膜和肌内膜。肌肉里面还有一层肌束膜，里面还有肌腱。肌肉是被筋膜包裹着的。

老年人的皮肤很松弛，手轻轻一提，皮肤的空隙很大，没有脂肪层。皮肤和肌肉之间的空隙，这就是"腠"。包裹肌肉表面的筋膜，有纹理的称为"理"。一个是腠，一个是理。随着身体的衰老，或者体质变差，皮下脂肪越来越少的时候，腠的空隙就变得很大。

卫气行于腠理，可以向外濡养皮肤，在表皮形成一个保护层，这个保护层，中医称为卫气；又可以向里温养肌肉，借助筋膜来濡养肌肉。

卫气者，温分肉，肥腠理。温分肉，温为温养之意；分为润滑分离之意。我们人体有很多块肌肉，肌肉与肌肉之间被很多筋膜包裹着。卫气行于肌肉与肌肉之间的筋膜上，所以就可以把肉分开。当我们受寒之后，筋膜会收引，在膜与膜的间隙里面就会有水液停留，就是在腠里面有水液停留。腠中有水液停留凝固之后，会造成肌肉僵硬和粘连。所以很多人后背受寒之后，整个后背肌肉非常僵硬，活动不利，就是因为卫气没有起到温分肉的作用。

分是润滑和分离之意，防止肌肉之间的粘连。这部分功能在肌肉、筋膜表面上得以实现。肥腠理，说明卫气可以转化为有形的物质。"肥"是一个动词，就是说可以让腠理之间的空间更充实一些，不是让空间变得更少，也不是让空间变大。老年人、体质弱的人，皮下没有脂肪的时候，皮肤与肌肉之间就很松弛，这是因为没有"肥腠理"，腠理是空的，是虚的。所以卫气能够"肥腠理"。

动物秋天积累皮下脂肪，冬天抵御寒冷。动物在秋天的时候会吃很多食物，在皮下积累脂肪，这个脂肪层就可以"肥腠理"，增加抵抗力，提高抗寒能力。所以，我们体表的卫气能不能抗寒，与皮肤下面的腠理充不充实，与卫气能不能"肥腠理"有关系。腠理充实之后才有抗寒能力、抵御外邪的能力。

肌肉上面有一层坚韧部分，附于骨头两端，称为筋。包于肌腱外者为膜，是联络关节、肌肉而主司运动的组织。此两者我们称为筋膜。

《内经》中说"筋为刚"，筋为肝所主，并有赖于肝血的滋养，肝血充足，才能养筋。《内经》还说"肝主身之筋膜""肝藏筋膜之气"，跟肝主筋膜、肝血养筋膜是一个意思。"食气入胃，散精于肝，淫气于筋""诸筋者皆属于节"，因为筋都附着于关节两端。

皮肤与肌肉之间的空隙称为腠，肌肉表面的筋膜称为理。所有的筋膜又属肝，肝主筋膜，肝藏血，肝血养筋膜。肝藏筋膜之气，吃的食物散精于肝，肝再把这些能量淫气于筋。这说明什么问题？说明人体气血的输布与肝有关系。

肾精之气化，经三焦转输，在中焦得水谷之气滋养，借肝脾之升发而充斥于全身。肝主筋膜，结合腠理与卫气的关系，可以推断为：筋膜与筋膜之间的空隙（腠理），空隙间的脂肪，加上筋膜，构成了卫气流行的通道，这也是三焦的所属区域。这句话大家好好理解一下，对于学习今天的课程有帮助。

上面所讲腠理的关系按全息理论同样可以引申到腹腔，因为人身无处不全息，处处都是相应的。借用腠理理论体系推演人体内的腠理状况，就可以发现三焦的源头。

脏腹膜与壁腹膜互相延续、移行，共同围成不规则的潜在性腔隙，称为腹膜腔。这句话可以这样理解，如果看过杀猪大家就会知道，肚皮的内壁都有一层板油，即腹膜（壁腹膜），肠子外面有一层网膜（脏腹膜），脏腹膜与壁腹膜之间的空隙就是腹膜腔。腹膜腔分为上部和下部，腹膜里的血液非常丰富。

我们所看到的猪身上的板油、网油，这种白色的油里面有非常丰富的血管。我们经常说，吃猪的脂肪会血脂高，血黏度高，血液循环不好，其实猪的脂肪是活血的。它本身就含有丰富的血管，它本身的代谢非常好。比如说，我们腿上被撞了一块，起了个血包，你拿一块肥肉在上面揉一揉、搓一搓，这个血包很快就消失了。肥肉的脂肪层有丰富的血管，它是卫气流行的通道，所以它是活血的，有促进气化的作用。

当病人腹腔存在感染时，医生常让病人采取半卧位，使脓液集聚在盆腔内，从而减少毒素吸收，减轻中毒状况。当腹膜腔有炎症时，渗出的大量液体，称为腹水。为什么会形成腹水呢？因为腹膜本来就是水流经的通道，就是水道。当水道不畅的时候，里面的水流不出去，循环不了，就形成了积水，就是腹水。

皮肤与筋膜之间的空隙称为腠，腹腔里壁腹膜与脏腹膜之间形成的空隙，就是人体最大的腠。腹膜可以称为腹腔里面的理。这里是气化流通的大通道，也是水液流行的通道。

《难经》里讲：命门为三焦之根。那么三焦是什么地方呢？

新近爱尔兰研究人员认为，人体消化系统内"隐藏"有新器官，叫肠系膜。研究人员在英国《柳叶刀·肠胃病学和肝病学》杂志上发表报告说，2012年，他们通过精细的电镜检查发现肠系膜上拥有连续结构；在过去4年间，他们又持续收集了证明肠系膜是独立器官的进一步证据。主导此项研究的爱尔兰利默里克大学医学院教授卡尔文·科菲在接受媒体采访时说，研究论文已经过同行评议，可以宣称人体内存在着此前未被承认的器官，一百多年前流传至今的解剖描述是错误的。得益于这项研究，医学生们自2016年开始就已经将肠系膜作为一个独立器官来学习研究。全球最著名的医学教科书《格氏解剖学》也已经更新了这一最新定义。这就是我们说的三焦，它是一个独立的器官，肠系膜是一个腑。

《难经》里讲命门根于三焦，命门为三焦之根。命门在什么地方呢？这让我想起来我的道家师父，他对我说：猪腰子（猪肾）上面有一块脂肪，这个脂肪可以治很多大病。他曾经治疗过癫痫发作的病人，其中有一个药引子，用的就是肾脏上面这块油脂。重阳必狂，重阴必癫。体内阴气比较盛的人就容易患癫证、抑郁症。肾上的这块油其实就相当于我们提到的命门，它是主火的。

肾上的那块油脂学名叫肾上腺。肾上腺是人体重要的内分泌器官，由于位于两侧肾脏的上方，故名肾上腺。肾上腺左右各一，位于肾的上方，共同为肾筋膜和脂肪组织所包裹。前面讲过筋膜是属肝的，筋膜、脂肪都属于三焦系统。

左肾上腺呈半月形，右肾上腺为三角形，左右肾上腺是不一样的。中医自始至终都认为左肾和右肾是不一样的。事实上因为左右肾上腺是不一样的，所以左肾和右肾是不一样的。

肾上腺素是由肾上腺分泌的一种激素。当人经历某些刺激（例如兴奋、恐惧、紧张等），分泌出这种化学物质，能让人呼吸加快（提供大量氧气），心跳与血液循环加速，瞳孔放大，为人体活动提供更多能量，使反应更加快速。这种效果跟我们中医说的命门的火烧起来是一个道理。命门的火点燃之后，也是呼吸加快，心跳和血循环加速。肾上腺素是一种激素和神经传递物质，会使心脏收缩力增加，使心脏、肝和筋骨的血管扩张，皮肤、黏膜的血管收缩，是抢救濒死病人或动物的必备品。

所以说命门之火为生命之火。西医这一块的研究成果我们也可以参考一下。命门是存在了几千年的争议话题，它的功能我们确实可以体验到，如果一定给它定个位，借用《难经》的说法，命门为三焦之根，我们可以理解为命门大概在肾上腺这个地方。因为它刚好是被脂肪包裹，被筋膜包裹，外面是肠系膜，肠系膜外面是腹膜和脏膜构成的腔，称为腹腔，这个叫腠和理，然后再加上体内的筋膜，将这些能量输送出去，这样就构成了一个系统，组成了一个升降通道。

这个气从下焦往上升，它是无形之气。这无形之气需要借助腠理之腠、腔隙、空隙、间隙，起到温分肉、养五脏、肥腠理、润肌肤的作用，促进气升开散的作用。就好像地面上的水，当太阳照在地面上，因为地气上为云，它没有固定的通道，只要有空隙，这个水汽就蒸发上去了，有空间的空隙都可以促进气体的升腾。

那么下降的水呢，这个水往下降的时候，比方说下雨的话，雨下到山上，下到地上，它慢慢汇成一条小溪、小沟、河流，这些小溪、小沟、河流是液体形成的通道。体内的气往下降由阳向阴转化，变为液态之后，它借助腠理的理，间隙中的脂肪、腹腔里的网膜、腹膜等有形之物这些通道来形成流动的水。所以气往上行借助空隙，水往下走借助通道。

气属阳，阳如果宣散不出去，郁滞就会化火，火郁在里面散不出去就会出现表寒里热。当今社会，吃得好，喝得好，阳气还不够，是因为阳气无法外散、疏布出去，形成表寒里热。很多人手心、脚心发热，舌头泛红，动则出汗，是因为阳气都闭在里面，平时运动太少了，所以阳气要疏散出去。思则气结，这样的人一般都长期思虑、想事、担心、着急，阳气都郁在里面了，所以影响阳气的疏布。

水为阴，人体的阳气在上焦、体表变成液态物质释放出来。阴往下走，如果通道不畅的话，停留下来变为湿、饮，如果阴往肌肤上走，外溢肌肤就会形成湿疮，停在腠理就会成为饮、痰。很多人的皮肤是干燥的，说明阳气释放不出去，不能温养皮肤。如果皮肤湿疹，说明外面的湿收不回来，回收出了问题。所以如果皮肤干燥就用发散的方法，如果有湿疮就用收敛的方法。一个温性药，一个凉性药；一个发散药，一个收敛药，这是两个思路。

阴阳各归其位，各归其道，流行输布。如果它不能各归其所、各归其位的话，就形成水火互结。因为水属阴，火属阳，火不能散出去，水收不回来，造成水火互结，还有水气互结、痰火互结、水瘀互结、水热互结等。

气不行，阳不散。气行则血行，血不畅就成为瘀，这是水瘀互结。热属阳，阳散不出去，热气就郁在里面，水又收不回来，就形成水热互结。大部分人都是寒热互结、水热互结、水气互结、痰火互结，都是两股能量，阴阳互结。

有些人手脚心发热，但咳出很冷的黏痰，说明寒热互结。没有单纯的热，没有单纯的寒，都是阴阳二气升降失司，搅和在一块，一边是寒，一边是热，同时存在。

清阳不升，浊阴不降，天地痞塞，化为瘤疾。天地痞塞可以从几个角度考虑：从大的环境考虑，整个地球，清阳不升，浊阴不降，天地痞塞；从整个人考虑的话，中焦郁堵，可以形成天地痞塞；从局部讲，可能肝脏里面，清阳不升，浊阴不降，形成天地痞塞；在皮肤某一个地方，皮下阳气发不出去，浊阴收不回来，在某一个局部形成天地痞塞。局部有天地，脏腑有天地，整个人有天地，所以天地痞塞病机无处不在，小到一个细胞可以天地痞塞，大到一个脏器也可以天地痞塞，到整个人中焦郁堵，清阳不升，浊阴不降，也是天地痞塞。所以病就在这个地方，这就是核心问题。

清代有本书叫《串雅》，里面有个截药总治门，"截药"是走方医治疗疾病的三大法之一。关于"截药"的含义，作者赵学敏解释为，"截，截绝也，使其病截然而止"。因此截类方药，如果能对症应用，一般可使疾病停止发作，收到良好效果。

截药总治门，原书共十五条（方），赵学敏从客观实际需要出发，对常见病、多发病选用古方或民间验方，并加以总结提高，其中很多方药经济实惠，疗效迅速，颇符合走方医的简、验、便的特点。

我们讲一个方——黄鹤丹。香附一斤，黄连半斤，两味药，它是截药里面排在第一的药。用法：洗晒，为末，水糊丸如梧桐子大。如外感，葱姜汤下；内伤，米汤下（米汤可滋补脾胃之气）；气病，木香汤下；血病，酒下；痰病，姜汤下；火病，白滚水（白开水）下。余可类推。

方中香附，辛、微苦、微甘、平，归肝、脾、三焦经（人体的气要借助肝、脾、三焦经上升），辛能通行，苦能疏泄，微甘缓急，为疏肝理气、调经止痛之要药，能把郁积之气疏布出去；黄连，苦，寒，归心、肝、胃、大肠经，苦寒能降，把上面的阳气往下收，清热燥湿、泻火解毒，善清心经实热，除脾胃、大肠湿热，为治湿热痢疾之要药。二药相合，香附有芳香理气、推陈出新之力，为开气郁之主药，黄连清火郁为辅药，一个升一个降，一个开一个收。香附得黄连则能清火散结，黄连得香附则能行气止痛，共奏行气解郁、清火散结之效。

这两味药看起来很简单，但把我们刚才讲的阳气通道、阴气通道不通出现的问题都解决了。

还有一个青囊丸，香附（略炒）一斤，乌药（略泡）五两三钱。为末，水醋煮，面糊为丸。随症用引，如头痛茶下，痰气姜汤下，血病酒下之类。

飞霞子韩昔游方，外治百病，男用黄鹤丹，女用青囊丸，此二方乃游方之祖也。民间游医都以黄鹤丹与青囊丸作为基础方来治病，效果很好。书中还说："编中所载各方，用之得宜，奏效自捷。然须详审病患体质之虚实，症之寒热，慎勿妄投致误。"外感就葱汤下，内伤就米汤下，要注意这些细节问题。

方中香附，辛、微苦、微甘、平，归肝、脾、三焦经，辛能通行，苦能疏泄，微甘缓急，为疏肝理气、调经止痛之要药；乌药，辛、温，归肺、脾、肾、膀胱经，辛散温通，散寒行气以止痛。香附芳香理气，为血中气药，故有"气病之总司""女科之主帅"的说法，再辅以温中理气的乌药，更能增强理气的效果。气滞郁结则血亦凝滞，气顺则血亦随之和畅。二药配伍，有开郁散结、调经理血的功能。很多妇科调经、肝气郁结、乳腺增生、抑郁的问题等，都可以用青囊丸来治疗。

内伤用越鞠丸。越鞠丸由香附、川芎、苍术、神曲、栀子各等份组成。

古代用法：原方为末，水丸如绿豆大，每服二至三钱，温开水送下。

现代用法：上药研末，水泛为丸，每日3次，每次6～9克，温开水送下；亦可作汤剂，水煎服，按原方比例酌定。

越鞠丸治六郁。病人症见胸膈痞闷，脘腹胀痛，嗳腐吞酸，恶心呕吐，饮食不消，舌苔厚腻，脉弦。本方所治六郁因肝脾郁滞所致。

方中香附疏肝解郁，以治气郁，为君药。川芎辛香行气，为血中之气药，既可活血祛瘀，以治血郁，又可助香附行气解郁之功，为臣药。栀子清热泻火，以治火郁，可以泻上、中、下三焦火。阳气升不上去的话，上、中、下焦都有郁火，栀子可以清三焦火。农村夏天天气炎热，用栀子泡水泻火，加一味利小便的车前草，利小便就是利水道。上焦阳气往下收，收下去入水道，车前草就能利水道。栀子清热泻火解毒，能把热清掉。所以一个栀子加一棵车前草泡茶喝非常舒服。苍术燥湿运脾，以治湿郁。因为脾喜燥恶湿，湿气最容易伤脾，脾被湿困之后运转不起来。神曲消食导滞，以治食郁。三药共为佐药。痰郁未设治痰之品，但气顺则痰消。苍术燥湿健脾，脾的功能恢复了，神曲把积食化了，自然痰就消下去了。

肝郁气滞，气滞则血行不畅，或郁久化火，故气、血、火三郁责在肝；脾胃气滞，升降失常，运化失司，聚湿生痰，或食滞不化，故湿、痰、食三郁责在脾胃。病虽言六郁，但皆由气郁所致。本方以行气解郁为主，使气行则血畅火清，气畅则湿化、食消、痰除。

治疗外感有个方子，叫五通汤，是由成都的陈潮祖老中医创制的。他一辈子研究《伤寒论》，总结出来的方子叫五通汤。

组方：麻黄10克，桂枝10克，干姜10克，半夏15克，细辛6克，白芍10

克，甘草10克，陈皮15克，厚朴20克，枳实15克，柴胡15克，白术20克，茯苓20克，泽泻30克，人参10～20克。

用法：水煎3次，均匀分3次服用，1日量。

主治：外感风寒，经脉挛急，气血津液郁结。

①肺系：头身酸软重痛，鼻塞流清涕，咽喉痒痛，声音嘶哑，喘咳痰白；②心系：心区憋闷、疼痛；③肝系：胸胁胀痛；④脾系：脘痞腹胀，呕吐泄泻，胃痛腹痛，或大便不爽、便秘；⑤肾系：小便不利，水肿。

上述诸症，仅见一症便可使用，不必悉具。比如说，感冒了鼻塞流涕可以用，感冒了咽喉痛哑，受寒之后嗓子沙哑，感冒后背部酸软重痛，受凉后肝区胀，受凉后脘腹胀满、呕吐、泄泻，都可以用。五通汤可以治很多病，肺系、心系、肝系、脾系、肾系，但须以舌体淡胖为辨证依据。

病机：风寒束表，经脉挛急，气血津液郁结。

不管哪个脏器，是表皮还是肌肉，都有筋膜，五脏六腑都被这个膜包裹。这个膜与肝相通，受寒之后这个膜会收引，所以不管是哪一系受寒后收引，导致水道不通，就会出现相关症状。看似这么多病，其实就是一点：筋膜受寒收引。它有共性。

五通汤原理：仲景《伤寒论》方，是据外感风寒立论，多数属于津气郁结病变。由于受寒之后，体内津液、气运行不畅，郁积在里面。气属阳，液属阴，归根结底还是受寒之后清阳不能升，浊阴不能降。

由于受寒以后必然引起心系血络挛急，导致气血津液同病，所以，外感寒邪，经隧因寒而挛，气血津液因寒而凝。

为什么讲卫气能够肥腠理？因为在皮以下与肌肉之间的空隙里有脂肪层。这个脂肪层是津液流行、卫气输入的通道，也是三焦水湿收回来的通道。当受寒之后，皮下脂肪会变硬、凝固。有温度时，通道才是通畅的。外感寒邪，经隧因寒而挛，气血津液因寒而凝，见于一系有之，两系有之，五系同病亦常有之。

五脏经髓由肝系筋膜构成，不管心、肝、脾、肺、肾，所有的系都由筋膜所构成。筋膜外连皮肤，内连脏腑，无处不是筋膜。心系血管与肝系三焦膜原、腠理遍布脏腑形骸，无处不有，是气血津液循环全身之通道。一旦感受寒邪，经脉挛急，气血津液运行不利，清阳不升，浊阴不降，于是众多病证出现。

寒邪束表，毛窍收缩，血络挛急，气血津液运行受阻，滞留肤腠之间，头身酸软重痛见矣；津气郁结，阻滞肺窍，鼻塞流涕见矣；阻于咽喉间隙，就会血络不通，咽喉痒痛见矣；津气阻于会厌，声带就会变厚，声音嘶哑见矣；肺脏宣降津气功能受阻，津气阻于气道夹层，渗入气道，喘咳痰稀见矣；津气阻于心系脉络，或成心肌肥大，或成心包积液，心区憋闷或疼痛见矣；肝系经脉布于胸胁，胆管下连小肠，经脉挛急，气血水津郁结，胆液、胰液受阻，胸胁胀痛，不欲饮食见矣；脾胃纳运水谷，升降津气，如果胃肠表面的筋膜挛急，胃肠夹层津气阻滞，脘痞腹胀见矣；胃肠痉挛，津气失调，吐泄腹痛见矣。所有的这些病变都与筋膜受寒有关系，筋膜为肝经所主，我们要从表象看到共性。

陈潮祖的五通汤对外感受寒导致的所有疾病都有好处。现在很多病人受寒之后，没有得到及时治疗，或者治疗不彻底，体内总有一股阴寒存在，或在心系，或在肺系，或在肝系，或在脾胃。上述种种，皆素体阳虚，或过食生冷，过用寒凉，阳气受损，复感外寒，经脉挛急，气血津液升降出入失常使然。

跟大家说几个食疗小方。

（1）海带60克，黄芪60克。先将海带洗净切成条状入锅，加水700毫升，再加入黄芪，煎煮30分钟即成。一日三次分服，食海带，饮汤。用于各种癌症的辅助治疗。

这个方子为什么能辅治癌症呢？有很大的学问在里面。因为三焦主水道，三焦通达，百病不生。若想三焦通畅，要找一味对水道很有帮助的药材或者食材，是因为三焦主水道。整个地球上，大海里的水最多，大海里面的植物本来就生活在水里面，所以对水道的疏通是非常有利的。

海带就是中药材的昆布，能够软坚散结、消痰利水。因为三焦不通，水道不通，就容易形成痰。如果经脉不通的话，体内的阳气与痰相遇之后，会把痰继续炼化，成为顽痰胶痰，就会堵得更厉害。海带能够软坚散结、消痰利水，用于痰饮水肿、瘿瘤瘰疬、睾丸肿痛。《神农本草经疏》里讲："昆布，咸能软坚，具性润下，寒能除热散结，故主十二种水肿、瘿瘤聚结气、瘰疮。"所以，凡是三焦不通的，体内有痰的、有肿的、有包块的，都可以用海带。

很多病人腹部有包块，吃饭不香，就可以吃海带。如果长期思虑太多，痰郁、火郁、气郁、血郁，可以用海带煮水送服越鞠丸。

李东垣说："瘿坚如石者，非此不除，正咸能软坚之功也。详其气味性能治疗，与海藻大略相同。"所以海藻、昆布功效是差不多的，只要是在海里长的植物，大都有相同的功效。

（2）湿毒瘙痒：昆布50克，绿豆50克，红糖50克，水煮服，每日1次。

昆布能通三焦水道，绿豆能解热毒，红糖味甘，甘能化气，甘寒相合能化为阴液，以稀释湿毒。

（3）睾丸肿痛：昆布15克，海藻15克，小茴香6克，水煎服，每日1次。

海藻、昆布疏通三焦水道，疏通筋膜，小茴香温阳化气。

中医意象思维

中医的针灸和意象思维的关系很大。今天把中医的意象思维单拎出来讲一讲，这样大家可能收获更大一些，因为这是一个非常有深度的话题。

在讲课之前，我们先来回顾一下什么叫象思维，中医为什么要进行象思维。

人之生命核心在于气。气是依附于形体的一种生理征象。有气则生，生则显现出生命的气象；无气则亡，亡则气息消散。解剖不可能寻找到气的踪影，只能看见没有气息的尸体。代表生命和功能的气，只有人活着时才能被感知，古代中医在研究人体时，忽略了甚至完全放弃了对静态的解剖实体进行研究，而选择了对活体进行动态的整体观察来作为最主要的研究方式，也就是透过外面的现象去分析内部的变化，使象思维的存在成为可能。

象思维叫作司外揣内，这是古代中医用的方法。还有一个词叫"言不尽意"，语言文字是很苍白的，它没有办法描述生存的意境，跟佛陀为什么拈花一笑一样，拈花一笑表达的意思是没有办法用语言来描述的。

象在解决复杂问题时有着特殊的作用和意义。利用象进行思维的目的就是要"尽意"，即达到一定的认识意境。

大家可能觉得这个象思维太高大上，讲这么高大上的东西，我们怎么理解得了呢？其实象思维不是高大上，它存在于生活中的方方面面，无处不是象思维，只是我们没有去总结、归纳、提升。中国劳动人民的象思维还是非常丰富的。

我举一个例子。大家都收过快递包裹，用一把锋利的剪刀把包裹的封装袋划开，包裹就打开了。那么这把剪刀的锋利特质就构成了一个象，在这个象的指导下，可以建立一个思维模式：用一个锋利的象就可以把包裹打开！这就构成了一个象思维，象思维提升后就需要一个指导模式去运行，这个意象思维就是一个锋利的东西，它可以是剪刀，也可能是菜刀、斧头、钉子，或是木签子，只要具有这个锋利特质的都有这个特点，这就是象思维。

当你从剪刀打开包裹这个粗浅的象进行思考、提升，进入意象思维之后，你就可以知道有很多方法能把这个包裹打开。当没有工具的时候可以创造，在这个象思维的指导下也可以创造出来一个东西，只要制造出来一个锋利的象就可以了。它可以指导你创造万物，可以创造工具和制造工具。

比如玻璃，玻璃有锋利的特性，它可以把包裹打开；比如钉子，钉子也有锋利的特性，所以它也能把包裹打开；再如一把匕首，一把菜刀，尖端也是尖锐的，也可以打开包裹。玻璃、钉子、小刀、菜刀虽然是不一样的物件，但它们都具有一种尖锐锋利的象，所以都可以解决包裹打开的问题。当它们具有同一种象的时候，就可以解决一个相同的问题。

当大家听到这里的时候，你就会想，这太简单了。是的，我们中国人非常聪明，在处理很多事情上用的都是象思维，这些象思维可以让你的工作变得非常轻松，很复杂的问题可以很轻巧地解决。

当你具有意象思维的时候，就会有非常多的创造力和想象力。长期进行意象思维的训练，可以帮你提升悟性。我们中医讲究悟，悟字是从心中产生的，悟由心生。经常培养小孩子的意象思维，可以帮助他们解决问题，提高解决问题的能力。

比如一棵大树，这棵树可以长得很大，有些树可以活几百年上千年。但是再大的树，再多的树叶，每一片叶子都与树根相通，这个大家都能理解。所有的树叶，都同属于一个整体，每一片叶子都是树的缩影，每一片叶子都拥有树的信息。整颗树的气机有升降，土壤的能量从根部输送上去，再从树叶往回收，每一片叶子也有独立的升降。

所以，当我们看到银杏树的叶子，就知道这是银杏树的。因为这个银杏树的叶子具有银杏树的特点，它本身具有这个树的特质。我们往往只看宏观的整体，没有想到整体和局部是一体的；局部是一个小整体，整体是一个大局部；大局部和小整体，小局部和大整体，它们都是相通的。

如果用这种思维来看天下万物的话，那么天下万物都是由能量构成的，都是由道所转化出来的。道是衍化出万物的根，所有万物都与道相通，我们感觉每片叶子不一样，每片叶子好像都是独立的个体，但事实上，每片叶子都与根相通。人也是这样的，我们每个人好像都是独立的个体，其实我们每个人、每个动物都是一体的，都是与道相通的，都是从最初、最原始的能量——道所演化出来的，就像树根一样，"本是同根生"。

我们所居住的地球，我们人，人体内的每一个细胞，看起来好像差别很大，但是当我们把地球当成一个树干，把人当成一个小树枝，把细胞当成一片叶子看的时候，我们就会发现，小的树枝也好，粗的树干也好，都同归于"道"——树根。所以，"道为万物之源"。

所见皆相，你看到的都是相，不是实体实相。因为我们所看到的任何物体，再细分下去都是能量，而这个相皆是道所呈现出来的。

万相（象）皆根于道，一定要有这个意识。心在道上，则不被相所迷惑。当你的心放在道上的时候，你就知道，万物都是相所变化的，就不会再被表相所迷惑，不会再执着于表相。

见相非相，可得万相之本。佛家说，见相非相，即见如来，见相非相，可得万相之本，万相之本就是道。

本即为一，得一而万事毕。这段话，大家觉得好像很枯燥，不接地气，但实际上是非常接地气的。作为人而言，如果气机失调，会导致很多症状，比如说气往上亢的时候会头痛，气往下陷的时候会出现心慌，气往下降的时候会出现小腹胀，气在中间郁堵会觉得腹胀，气往上逆会恶心呕吐，背后的气、背后的清阳升不上去，背后受寒的话，会出现脖子僵、脖子痛。

我们身上感觉的所有症状，都是一气在体内运行的时候受阻、郁滞和不通的各种表现。当你的心放在"一"上的时候，所有的这些症状都会非常轻松地解决。当你的心放在"相"上的时候，放在千变万化的症状上的时候，就会迷失方向。

所以，就人而言，五脏六腑的正常功能都靠气来推动。所有不适的症状，都是气的运行异常导致的。当你的心放到气这个本上的时候，称为"得一"。学中医，把心放在气上面，叫"得一"。"得一"之后，你再调病，就好调了，就知道怎么用了。"天得一以清，地得一以宁"，医生如果"得一"，在治病的时候就有很多方法。

宇宙和具体的治病有什么关系呢？人就是个小宇宙，一定要有这个意识。因为有了这个意识之后，你才知道人的能量是无穷无尽的，因为你就是个宇宙，心与什么层面的宇宙相应，你就获得什么能量。

我们前面讲过，我们的心意识就像一个收音机调频的键。当你把心意识调频到男女爱情的话，你所感应到的就是爱情。当你调频到善恶这个频道，你每天看到的就是善和恶。当你调频到冠状病毒的时候，你每天看到的全都是冠状病毒的信息。因为你的心意识调频到这里，所以就收集到很多这样的信息。

世界上有很多信息，你在电脑上或手机上随便搜索一个你从来没搜索过的词语，你会发现世界上还有这个事存在！我前天上网的时候，女儿在旁边看，搜"宇宙"两个字，就出现了很多关于宇宙的图片，结果我女儿就很兴奋，说："爸爸，这图片好漂亮！"为什么呢？当我们的心没有与之相应的时候，就接触不到这方面的信息。当你的心与之相应时，你随手一搜索，就有无穷无尽的信息。我们人体就是小宇宙，看与哪方面的信息相应。

我们身体的每个部件，比如我们的手、胳膊，无处不是整个身体的缩影，整体即是局部，局部即是整体。我们的身体是小宇宙，身体的任何部位也是身体的缩影，也是个小宇宙，都是整体的缩影！

所以，我们治病的时候，可以通过调整一个小部分、一个部件，就能解决整个人的问题。比如，小孩子推天河水（图9-1），从前臂内侧往肘关节推。推天河水为什么有效呢？大家有没有深入思考一下，其实，前臂就像一个人，要分阴阳，一阴一阳谓之道，我们把人当作一个小宇宙，或者当成一个个体来理解的话，那么局部是整体，局部和整体的阴阳相分，一定要分阴阳。前臂内侧就是阴，前臂后侧就是阳，推天河水就对应我们的前胸、胸腹这一块。

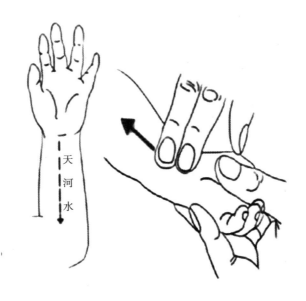

图9-1　推天河水

很多小孩子发热，他的前胸腹的气是不降的，胃气不降，肺气不降，所以推天河水相当于推腹，相当于从胸腹往下推，推天河水就可以退热。如果说稍微大一点的小孩子，七八岁，或者十岁以上，就可以从人体正中线，从天突附近往下推，一直推到神阙、关元附近，会有很好的退热效果，推任脉和推天河水的原理是一样的。前臂推天河水就是推小任脉，推大人和大点的小孩子的任脉，就是推大的天河水，道理是一样的。

再讲一下挑四缝（图9-2）的原理。

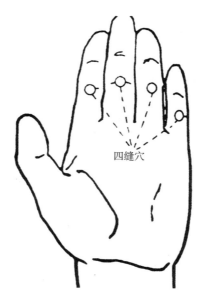

图9-2　四缝穴

小孩子不舒服的时候，肚子胀，吃不下饭，挑四缝（食指、中指、无名指、小指，第二个掌指关节正中央扎破）可以挤出黄色的黏液。为什么扎了有效？其实把每个指头，比如把食指当成一个人来看，食指头对应人的头部，第二个指关节正好对应肚脐附近。所以在这个附近扎针就可以相应减轻腹部的压力，因为腹部不通，有食积，有痰湿郁滞了，扎完后把黏液挤出来，小孩的腹部气机就会疏通。当把气机疏通后，正常的气机上下就输布了，小孩子很快就舒服了。这就是利用局部来调整体。小孩子的全身在手指的全息中，四缝就对应着肚脐附近。这就是局部和整体的关系。

这种思维模式建立起来之后，就可以解释中医所有的望诊方法。比方说舌诊，人体是宇宙的缩影，舌是整个人的缩影，人体是个小宇宙，舌头也是个小宇宙。当你每天看100个病号，发现这100个病号的舌尖都很红，阳气都浮在上面，说明当今社会人心都很浮躁。看的人多了，每个人都是这样，进一步推论的话，你就会发现整个人类的人心都很浮躁。看舌头看多了，就可以看出整个人类的心意识是什么状态，因为一个人就是一个宇宙的缩影，一个舌头就是一个人的缩影。

舌尖是心肺，舌中间是脾胃，舌根是肾，舌就代表整个人体（图9-3）。这个象思维很有意义。比如，舌尖的正中间对应头部，当病人头顶胀痛得厉害，你让病人轻轻咬住舌尖，用针在他舌尖点刺放几滴血，哪怕是很少的几滴，头顶胀痛就立马缓解了。舌尖对应头部，它就是能量的对称，就好像物理学的量子纠缠一样，它们两个是一一对应的。在舌尖放血就可以减轻头顶的压力。反过来进行思考，当脑出血、颅内压增高的时候，为什么要在舌尖放血呢？因为这时候在舌尖放几滴血，看似是血，其实泄的是一股气，这股气一泄，颅内压就降低了，所以可以用于抢救脑中风的病人。

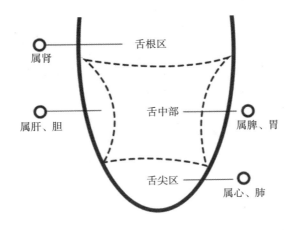

图9-3 舌头上的脏腑

每个手指头的尖端也对应头顶，有些脑出血，脑血管发生意外，在十宣放血就可以减轻颅内的压力，缓解症状。反过来想一想，如果脑内没出血，只是脑袋胀痛、跳痛，一样可以在十宣放血，也可以减轻颅内压力，跳痛和胀痛也会很快缓解。

用取象比类思维，舌尖对应头部，手指尖也对应头部，那么舌尖和手指尖也是对应的，它们全是在同一个能量点上。当有些病人找你看病，他说："大夫，我舌尖很痛，怎么治呢？"你在病人的中指指尖（中指是手指最长的一个，所以中指指尖是手上最尖端，可以取象为舌尖）放几滴血，舌尖痛症状可以迅速缓解。只要指尖一出血，舌尖立马就不痛了，就这么快。有些病人舌尖痛，又是打吊瓶，又是吃药，搞了十天半个月好不了。你只要建立了象思维模式，只需要在中指指尖放几滴血，舌尖痛就好了。

眼睛，上、下眼睑叫肉轮，还有风轮、火轮、气轮、水轮。五行在眼睛上都有体现，五轮对应肝、心、脾、肺、肾。眼角内外眦对应心，白睛对应肺，黑睛对应肝，瞳仁对应肾，上下眼皮对应脾胃，这就是五轮（图9-4）。局部是整个人体的缩影，我们讲过，整体是局部，局部也是整体。人是小宇宙，任何部位都是整体的缩影。

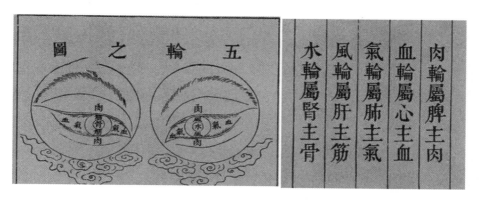

图9-4 五轮之图（肉轮属脾主肉，血轮属心主血，气轮属肺主气，风轮属肝主筋，水轮属肾主骨）

"望而知之谓之神"，别人看一眼就知道你的病，说这人神了。因为通过这些局部可以推测出整个人的状态，通过整个人的状态可以推测整个人体这个小宇宙的状态，通过人体这个小宇宙的状态，可以推测体内无形的气，即它的运行和分布状态，而气的运行亦有心意识的参与。所以说，望诊就可以"通神"，可以通到很深层次的地方去，通到最源头的地方。

如果真心学中医，一定要向内求，不能向外求。向内求时，你可以感受到自己体内气机的变化，感受你的心意识对气的影响，你的一个念头对气的影响。当你的心神足够清静的时候，当你能止于至善，用极其纯粹的念头去做任何事情的时候，慢慢地，你的气就会越来越清静。当越来越清静的时候，你会感觉每一个念头都会对你的气造成影响。

思则气结，恐则气下，怒则气上，这都是古人深切体验之后总结出来的。例如恐则气下，你如果能真正理解体会到恐惧时气是怎么下来的；怒则气上，你真实感受到心意识是如何使气上去的……如果你能实证到这一步的话，你学中医就会越学越有意思，就会觉得中医太好玩了、太科学了。

眼睛就是局部的缩影。我们通过望眼睛就可以解决很多问题。"五脏六腑之精气皆上注于目而为精"，你看一个人的眼睛有没有神，有没有神光，有没有神采，就可以知道这个人命门这个地方气化作用还有没有火，锅里还有没有火，五脏六腑的精气还够不够。

有些病人的眼睛跟"死鱼眼"一样（鱼死以后眼睛呈昏暗色，没有光泽），你就知道这个人没有神了，五脏六腑的精气都不够了，这种病就很难治了。如果眼睛的精气神还很足的话，就说明这个人的下丹田命门火还很旺，五脏六腑都还能得到精气滋养，这就好治一些。

讲到这里，跟大家讲一个病。我们眼睛的白睛经常会充血，称为白睛溢血。很多人早晨起来看见白睛出血，感觉很吓人，这个病我在其他书里也讲过。这个时候如果你不知道原理，找西医或者其他医生看的话，他有可能会给你开一些止血的药，打止血针，但是这都不能解决问题，反而可能越搞越复杂。

这时候怎么办？你可以用桑叶熬水喝。因为白睛属肺，桑叶可以清肺热。肝开窍于目，白睛属肺，桑叶能凉血止血，用一味桑叶熬水喝就能解决问题。白睛溢血，用桑叶熬水喝就好了。

还有一些病人眼睛有点胀，发红发痒，眼角痒得很，一看眼睛是红的，是心火起来了，把他的心火清了就好了。

还有一些病人下眼皮有点泛紫红色，翻开里面通红。眼睑属脾胃，胃是属阳的，脾是属阴的，上眼睑属胃，下眼睑属脾。所以当脾脏郁积有热的时候，下眼睑是偏热的、偏红的。小孩感冒发热，你一看他的眼睑是通红的，病位在中焦脾胃，中焦脾胃郁滞，大便不通，就发高热，把他的中焦脾胃调好之后，他的热就下去了。

身体无处不是全息。有些人借助眼睛来治病，在眼睛周围扎针；有些借助舌象来判断，也就是看舌头来判断；有些借助面部来看，面部也是人体全息的浓缩。我们讲过所有的树叶都根于树根，面部也跟体内是相通的，所以通过面部也可以看出体内一气的分布状态和异常问题。

这一气在面部的展现按部位分，上焦在额头上，心、肺，在上面这一块，肾、生殖系统在下巴这一块。很多年轻的女士，下巴长痘，其他部分没有痘，凡是下巴长痘，就对应妇科问题。男的如果长胡须很旺盛，他的生殖系统功能就强盛一些。这就是上、中、下三焦，额头对应上焦，下巴对应下焦，鼻子附近对应中焦。

局部是全体的浓缩，眼睛在局部也是全体的浓缩。鼻子鼻梁两侧对应中焦，属脾胃，在面部的正中央。鼻子也是全身的浓缩，在鼻子上也可以看出五行。两颊也是全息的浓缩。无处不是整体，细分的话，任何地方都有五行，任何地方都有心、肝、脾、肺、肾，任何地方都通于整个人体这一气。就像人一样，我们每个人都通于宇宙，每个人都是宇宙的浓缩；每一根头发丝都跟体内的气是相通的。

宇宙在乎手，万化生乎身。手背、手掌也是人的一气的投射，体内这个一气也能在手掌、手背上投射出来。在手掌、手背上这个气的分布也对应体内的五脏六腑、四肢百骸。所以手背就对应我们的背部，手掌就对应我们的胸腹部。

如果说你不知道具体哪儿对应哪儿，其实没关系，你知道它是一个整体，人体上有头，下有脚，从躯干来看的话，手背就对应背部，正中央对应脊柱，靠近腕关节附近就对应盆骨、腰骶部。所以你的手背与腕关节相接的部分就对应腰骶部，你可以看这个地方有没有很多横纹，摸着是不是发凉？凡是先天不足，肾气不足的人，你用手摸他的手背，腕关节附近这个地方，摸上去凉凉的，相当于阳池穴附近。

阳池穴就对应我们身体的八髎（图9-5）。八髎这个地方先天之精不足的时候，阳池穴附近摸上去是凉的。所以说，我们不一定非要让病人把衣服脱掉，把屁股露出来，看八髎附近有没有问题，你只要看他的手腕，在他手背的阳池穴附近摸一摸，就可以判断他的八髎是不是凉的，阳气足不足。那么反过来，我们艾灸阳池穴，就可以对体内的八髎穴起到能量补充作用，两个是相对应的。

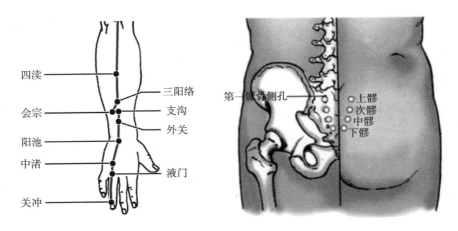

图9-5　阳池穴与八髎

所以我们中医要学什么呢？要学到明白一个道理，所有的象，你所看到的全是象，它不是具体的脏器，是象！这个象是按一定的方位对应的，所以你只需要搞清楚方位，搞清楚阴阳，就不会错。阴阳就是一前一后，一左一右，把阴阳分清楚，一气分阴阳，分了阴阳之后，再分方位。所以为什么风水上讲，左青龙右白虎，前朱雀后玄武，是分方位。任何人看风水，他首先要分方位。人体也是，你把阴阳一分，方位一定，上下一定，左右一定，就知道怎么去判断，怎么去扎针了。

阳池穴就对应八髎，所有的手指尖对应头。再看手掌，手掌的正中线，从中指正中线一直到掌根这个地方，叫大陵穴，直行下来正中央就对应中轴，我们的任脉就对应中轴。很多时候我们的气降不下去与中轴有关系。

你说我的气降不下去，我又不会扎针怎么办？其实很简单，只要手掌正中心中轴这个气一通，中指指尖一直疏通到掌根这一块，推下去之后，这个中轴通了之后，所有的气就下去了。这个中轴就是阴和阳之间的一个中轴，它是冲气所在的地方，这可以解决很多问题。我们阴阳九针有个针法叫颠倒阴阳，就是从这里入手，中轴可以调这个冲脉，可以把气降下去。

脚底也是一样的。人是宇宙的浓缩，脚底也是人的浓缩。一看脚，就可以看到整个人的气的状态。人体内是一气，这个气在身上无处不在，无处不是这个气的投射。所以脚部也是气的投射。脚部也分五脏六腑，肝、心、脾、肺、肾都在一块。

病人躺着，把两只脚一并拢，我们面对脚底板，左侧对应左侧，右侧对应右侧，靠小趾的一侧对应肩关节。所以凡是小趾外侧疼痛不舒服，肩周一定不舒服，有肩周炎。脚跟对应肾，脚趾头对应面部、头部，所以头不舒服的要在脚趾头上做文章。

比如病人中风之后，头脑不清醒，就多揉一揉脚趾头。中风昏迷的病人在脚趾头上扎针，五个脚趾头轻轻扎一下，就能刺激脑部，促其苏醒，脚趾头就对应头。

为什么中医抢救中风病人时常在脚上和手上放血呢？因为头部的能量和手脚是相通的。脚跟对应肾、下焦，脚跟发凉的，对应肾气不足，下面气化不够，腰部发凉，它们是相通的。

两只脚一并，内侧对应脊柱，合上的脚内侧就对应脊柱。脚大蹈趾对应颈椎，然后是胸椎、腰椎、尾椎，整个一条就是整个脊柱，思路非常清晰。

身上每一个部件都代表一个整体，所以不要执着于某一个部件，每个部件都是整体。

头顶也是个整体。头顶正中线对应督脉、任脉、脊柱，前后正中线、矢状线就对应脊柱。两侧往两边分，上肢、下肢、五脏六腑都能分出来，按比例分过去。因为是体内的一气的投射，是有规律按方位投射的。按这种模式去做，会发现身上无处不是气的投射，无处不是整体的浓缩。然后再扎针，再去按摩，再去诊断疾病，就发现中医是很科学的，非常有意思。

人就是个小宇宙，所有局部都和体内的一气相通，一气可以化出所有的点。所以从腹部来看，腹部也是一个人躺着，按前后左右分布，通过这个就可以判断是哪里的问题。比方说，左上肢的问题，以肚脐为中心，在左上角方位找压痛点，扎完针之后，能量调过去了，左上肢就好了。右下肢不舒服，就从肚脐右下方找压痛点，找到这个点，扎完针右下肢就好了。整个就是能量的方位投射、辐射问题。

其大无外，其小无内。一个指甲盖就是一个人，指甲盖的上段对应头部、上焦、心肺，中间对应肝胆、脾胃，下面对应肾与膀胱（图9-6）。只要会用，就可以解决好多问题。

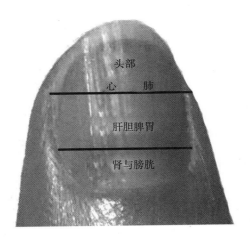

图9-6　指甲与五脏分布

一位得了癌症的女性有腹水，胀得很厉害，请我过去给她看病，我当时没有带什么工具，看到她家供佛的地方放了几根香。我就点了一根香，烤她的指甲盖中央，对应肝、胆、脾、胃。香火很小，热量有限，如果灸肚脐肯定不行，但这支香灸一个指甲盖是足够的。

香火灸指甲盖，一边灸一边旋转，就用小小的香火，带动指甲盖小的气的旋转、一气的周流。十几分钟后，病人的肚子开始咕噜咕噜响，接着放屁打嗝。所以不要觉得指甲盖很小，跟人体不相通，起不了什么作用，其实它是相通的。就像人一样，不要觉得你很小，就像是宇宙里的尘埃，哪怕只是个尘埃，与整个宇宙也是相通的。你的心装得下宇宙，你就是宇宙，但如果心里只有恩恩怨怨，那就只有恩恩怨怨。所以要看心放到什么层面，意识在什么层面。指甲盖很小，但也和整个人体一气是相通的，所以调整指甲盖一气的运行，也可以解决人体一气的运行。

中医跟面相、风水都是相通的，原理都是一气的变化。明白了一气的道理再去看面相就很有意思了。比方说，额头就对应上焦，鼻子附近对应中焦，嘴巴对应下焦（图9-7）。以号脉来说，上焦对应寸，寸候上焦，关候中焦，尺候下焦。你不号脉，就看这个人的面相，如果额头大、下巴尖的话，这个人肯定寸脉很亢，尺脉弱。因为人体的一气在脉象上投射出上大下小，那在面部的投射也是上大下小。会看相，长期关注相的时候，可以通过相推测体内的气。

上焦对应少年和小时候，中焦对应中年，下焦对应晚年。一个人的脉象，想彻底改变是很难的，为什么呢？因为脉象就如命相，一个人的命相改变也容易也难。如果小时候家里很穷，条件差，吃过很多苦，额头两侧太阳穴处就是凹陷的，号脉的话，两手寸脉一定是不足的。

中焦，颧骨高突，没有肉包裹，脸上看上去很瘦，关脉就是郁滞的，关脉也会高突，中年也会不幸福。

下焦，下巴很尖，没有肉包裹，尺脉是很弱的，晚年会差一点。

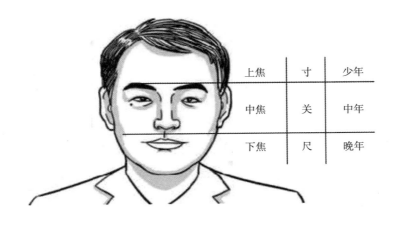

上焦	寸	少年
中焦	关	中年
下焦	尺	晚年

图9-7 头面部与五脏的分布关系

　　整个面相远看过去，上、中、下匀称富态，像馒头、包子一样圆润，那么他的气分布是均匀的，即使太阳穴有点凹陷，但是也不明显。即使骨头是凹陷的，但体内的气仍可以把肉撑起来。所以说如果体内的气能撑起来，这时候整个面相就改变了，脉象和命运也会跟着改变。但要想彻底改变气，需要改变的是这颗心啊。

　　"富润屋，德润身。"你有钱的话，买些家具、装饰品，把家里装饰得非常漂亮，这叫富润屋；德润身，如果品行很好，心性随和厚道，厚德载物，这时候气就是一团和气。当一团和气，这个身体和面相就会转化为一团和气，变得圆润一些。凡是气不是很圆润的，面相也不是很圆润。

　　面相是心意识主导的，心意识带着气分布和运行，气投射出来面相。心宽体胖，心能宽广，承载很多，装下很多东西，你就能胖起来。胖，装的是水，属阴性物质。水是靠土来承载的，土能克水，所以大自然能贮存水，需要土。像这个堤坝，靠土才能打堤坝，靠土才能装得住水。土就是德，土德就能载水。人要想胖一点，长得壮实，就靠土德、靠脾胃，脾胃好了，人就能长胖，脾胃等于土，等于肌肉。

"故君子必诚其意"，想成为君子，不是向外求，而是向内求，诚心正意。调内心世界，向内求，这时整个身体、整个面相才会改变。面相一改变，人生的轨迹就改变了。

所见皆相，你现在可能看不破这个相，但是切记，这是相不是实体。

从迷到悟有多远？一念之间。当你一念之间，感到这是相不是实体的时候，才会思考相背后的道。只要把心放在道上就上道了，只要一上道这十字路口就好走了。就怕永远没上道，永远被相所迷惑。

学中医一定要把心放到气上去，放到心神上去。去调病人的心神，通过调病人的气来破这个万相。从一入手，得一万事毕。如果不得一的话，穷追的是相，每一种相都有一种破解之法。当你注重背后的道时，应对相的时候就能轻松解决，所以一定要进入意象思维。通过相，去理解相背后的本质在什么地方。有句话，内行看门道，外行看热闹。

因为相，体内一气会分为阴阳。"道生一，一生二，二生三，三生万物。"从道入手治病没法治，因为道是没法描述的。道生一，一是一个有形的，相对可以入手的东西。一生二，二可以理解为阴阳，阴阳可以升降，可以化生为万物，还可以化为一，所以从一的角度去理解阴阳就好办了。对道的描述，对一的描述，百姓日用而不知，无处不是道，无处不是一，无处不是阴阳的转换，只是没有去思考罢了。

借用传统的蒸酒器来描述（图9-8）。传统蒸酒器木甑下方有个锅，锅里装的是凉水。锅底下烧着柴火，锅里的水烧开后产生蒸汽，把木甑子里发酵好的酒渣中的酒蒸上去，上面的锅里也装冷水。带酒精的水蒸气在上方的锅底上冷却之后，在锅底汇成一个水滴，滴落到一个碗状的出酒口里，并顺着出酒口流出来。

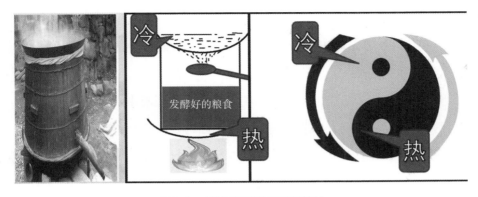

图9-8　传统的蒸酒与阴阳转换

这个说明什么呢？从下面由阴向阳转化，需要热量。如果灶里没有火，那就没有热量，没法产生蒸汽。上面的蒸汽要变成水，它需要冷却，冷却之后由汽变成水。

在下面需要靠热，在上面需要靠冷，一个冷，一个热，就构成了循环。

那么把最初观察的现象加以总结，形成意象，总结成一个太极图。这个太极图就可以放之四海皆准，这就是阴阳的对流。

我们人体下丹田需要命门之火，这个热把下焦气化后，产生的气到上焦去，到上焦后必须要有冷却的东西，阳转化为阴，才能收下来。所以通过蒸酒的甑，形成意象之后，最后形成太极图的思维模式，就可以把这个图推演到方方面面。可以推演到一棵树、一个人、动物……宇宙天地之间，地气上为云，天气下为雨，无处不适合。要观察事物的现象，进行推演，形成意象思维。形成意象思维后，再去看病，就会有很多想法和灵感，同时也会总结出事物中的所有现象，构成意象思维。生活中很多事情，方方面面都可以帮你去开悟，道无处不在，所以要读无字之书。

用药的时候，要理解用药的公式。

我一个道家的朋友说过一句话："天上的雾，地上的霜，半空中的水。"

雾为阳气聚集，可以理解为纯阳之物，用之于人体，可以促进阳气升发。

霜为阴气凝结，可以理解为纯阴之物，用之于人体，可以促进阳气收敛，可以解体内的热毒。

半空中的水，尚未接地气，为半阴半阳之物，可调和阴阳。

用药时，以阳治阴，以阴治阳，调和阴阳，要在这个角度做文章。

天上的雾，比如说升华硫黄，是硫黄通过加热蒸馏之后升华而成。它是天上雾这个层面的，它是阳性物质凝结而成的。比如说白酒，是通过酒渣蒸馏之后，形成雾状的东西，就是蒸汽，冷却之后就变成了白酒。

地上的霜，是阴性物质凝结而成的。比方说西瓜霜、柿霜、石膏、冰片，这些全属于地上的霜。只要你去观察，会发现有很多地上的霜，都是阴性物质凝结而成的，比较寒，可以用来治疗阳性病。

半空中的水，是调和阴阳的。因为人体内的阴阳往往是分离的，只有调和之后才会化为一气。半空中的水是半阴半阳，所以可以调和阴阳。

"天上的雾、地上的霜、半空中的水"，大家好好琢磨一下这句话，越琢磨越有意思。

下面讲一个心法与技法。很多时候，我们都喜欢学一些技法，教我扎针吧，这一针扎哪儿？教我一个药吧，这个药治什么病？技法是破相的，是针对这个相而设的。因为相有成千上万种，所以技法也有成千上万种。就好比现在的针法，有头皮针、颊针、腹针，还有传统针法，还有靳三针、董针等好多针法。

相是千差万别的，就跟天上的云一样，天上的风一刮，云彩随时在变，变化万千。如果想破所有的相，就需要学习很多技法。所以，要学心法，"识得万物之本源"，要做到"法随心出"，当做到"法随心出"的时候，"则处处是妙法"。

"看似有心无法，实际为有心无定法"，不是没有法，是"有心无定法"，就是没有固定的方法。你知道一气怎么运行的，把这个"一"把握好之后，就没有定法。但是，"各种法皆由心而生"，方无定方，法无定法，得一而生万法。

"有法而不悟一体之道心"，就是你有了技法之后，不去追求这个道的话，"则法不通道"，如果技法不通道，就没有"源头活水"的支持。没有"源头活水"的支持，你的技法再好，它也只适用于一部分病人，它只是一部分的相，"无法解万相"。当你无法解万相的时候，"终将迷失于相中"。

"有法无道心，妄心随法而灭"，就是你虽然有法，但是没有道心，你的法是妄心，这个妄心会随着法而消灭，最后你会发现你的妄心和道心都消灭了。妄心最后也会消灭，为什么呢？因为你无所适从，你会发现自己学了这么多，还是没用。所以，一定要借这个万相去识得道心，借这个万法去识得心法。

医案分享

◎用晒热的土治疗脚部寒湿

有个病人跟我说，脚上有静脉曲张，脚冰凉，怎么治呢？刚好我要到山庄去，我说："现在太阳这么热，地上的土都晒得很热，用铁锹把热土堆成一堆，你把脚埋到热土里面十分钟到半小时，看看怎么样。"然后我叫几个病人一起用热土（大概40℃左右）把脚埋住，结果发现所有的病人都非常舒服。因为土能克水，土能把脚上的湿气吸干。结束之后不能用凉水洗脚，要用热水，然后用毛巾擦干，你会发现脚非常轻松。所以只要你心中有法，则无处不是法。

◎晒热的石头治腰痛

有的病人说受凉后腰痛得很厉害，我就让他躺在晒热的石板上，垫个毯子，躺个半个小时左右。结果经晒热的石板一烫一蒸，把他腰部的寒气散开了，病就好了。所以说，要学会使用天地的能量，能量无处不在。

◎太阳晒背治抑郁症

有个福建的抑郁症病人找我治病，他唉声叹气。我一号脉，左寸不足，左关郁滞，背心发凉，脑袋阳气不够。我说你把衣服脱了，太阳晒背，晒晒就好了。结果他一个大男人不好意思晒，我说这样吧，我们一起找个院子晒。我就带他在九针庄园里一起晒背，我晒了二十分钟，前胸就出了很多汗，就不晒了。他说晒得很舒服，还要再晒一会儿。他继续晒了一个小时。第二天他主动晒，第三天就说病好了。

中医治病，要学会运用无处不在的宇宙能量。

第 10 堂课　中医意象思维与针法

今天下午讲课的内容是中医意象思维与针法，就是怎么用中医意象思维来扎针，学好了这个可以解决很多问题。

有一位从缅甸过来的出家师父，他们当地有很多出家人患了风湿、关节痛等各种各样的病，不知道怎么治疗。这位出家师父以前也没学过医，但到九针庄园学了一个月，就把阴阳九针、太极周天灸、脉法都学会了，尤其是脉法和针法，学成回去之后解决了患者的很多问题。所以说中医不是很难学，是你有没有找到一个方法去学。我们这次的第10堂课，如果大家好好听的话，会对中医有一个全面的认识——原来中医是这样的！这时你再去理解一些治疗方法的时候会非常有感觉，不再是去死记一些术和技法，而是会站在"道"和"一"的角度去理解所有的治法。你会发现，所有看似没有关联的治法背后都是相联系的。有一个词叫"提纲挈领"，当你把纲领抓住之后，所有的法都可以通起来，这个纲领就是"一"。

一、以气为本

在讲课之前，我们回顾一下人体气产自于下焦，肾为生气之根，随后靠水谷精微的滋养成于中焦，然后气在上焦停留，肺部吸入大量的清气滋养，之后成为混元一气。这个气在内滋养五脏六腑和四肢百骸，往外可以滋养皮肤和毛发。

一气在体内的运行，就是我们需要关注的。在前面讲过，用药调气的产生，看气够不够，从肾入手。调气的升降，调肝脾和胆胃，肝脾主升，胆胃主降。再调三焦，把整个腠理打开，把三焦疏通。

我们讲过一些药物的药性，甘寒为什么能养阴，苦寒为什么泻火，为什么酸的药能入肾。前面讲了很多，大家有机会再看一看，从用药的角度调气。

今天下午，我们主要从针灸的角度去调一气。气充斥整个体内，无处不在，气的运行途径需要我们去反复琢磨。在无法体验体内气的运行状态时，大家可以看看城市里汽车的运行，感受一下堵车的状态。

我们看不到、体验不到人体内经脉的运行，如果觉得这种感知不可琢磨，很玄乎，那么你就去看大自然、看路上的车。你想象一下，北京的四环、五环堵车之后，整个城市是什么格局。四环堵车之后，车还可以从其他环路通行，从宏观上去看，有一个代偿。当五环堵车之后，可以往四环分流。东四环堵车之后，出租车司机互相之间就会说："大家注意，东四环现在堵车很严重，大家不要往这面走。"这样收到消息的汽车就会绕行其他路段了。

其实人体也是一样的。人体的气机从下往上升与从上往下降不是一条路，从下往上升是以督脉为主导，其他经脉足太阴脾经、足少阴肾经、足厥阴肝经都是从足走腹，往上走，手三阴经也是往上走，从胸走手，都是往上走，但是路径不一样，所有的气都互相代偿。

当你感觉不到这个气的时候，你就看一下汽车是怎么运行的。你看城市里面的交通，当交通拥堵的时候是怎么代偿的，找到这种感觉。同时学会静下心来，去逐步体验气在体内的运行。这是一个长期练习的过程。

前几天晚上我在计划搞一个内观修行的群，一起来练习内观之法，带大家一起来感受体内的气的运行。如果每个人都能感受到体内的气是怎么运行的，这时候你再来学针灸，就是很轻松的事情了。

人是宇宙的产物，人是个小宇宙，人身上的每一个部件都是人整体的一个缩影。

我们治病的时候，调的是什么？不是调某一个脏器，或者某一条经络，调的是体内这一股气。病人过来讲哪里不舒服的时候，我们通过号脉从整体上判断这个能量是升不上去还是降不下来？是左边升不上去，还是右边降不下来？是后面升不上去，还是前面降不下来？这是判断能量的分布。就像城市一样，看城市里哪个地方的车堵住了，看车是分布在东边还是西边。

你心中一定要装下整体的格局，一定是一个整体，而不是局部。眼睛一闭，大脑里浮现出的是整个北京市的车辆的分布，而不是只盯着一条街或者哪一起交通事故。整个一盘棋，要知道整体的能量分布。只要知道这个能量分布之后，就可以把车从东边往西边调，减轻东边的压力。

人体也是一样的。如果你能把握好整体，可以把能量从上往下调，从下往上调，从右往左调，从左往右调。比方说，病人左脚崴伤了，气郁在这里，左脚就像北京的西四环一样，然后，你要从东边调，从相对应的地方调。我们中医叫左病右治，上病下治，左脚崴伤之后，在右脚上找同样的对应点，通过扎针、按摩，把这气调过来之后，左脚的郁堵就缓解了。

左脚崴伤之后，在右手腕关节附近交叉对应（又称为八字对应、平衡对应）。不管是交叉对应、八字对应，还是平衡对应，它就是一个能量对称点。你在右手腕关节附近扎针，效果也很好。这叫交叉平衡对应，上病下治，左病右治，前病后治。

为什么这样治呢？就是一个整体能量的调配。并不是说某个地方受伤之后，人体所有的气到那里去就好了。就像交通事故一样，两辆车相撞，它对整个城市的影响相对是比较小的。如果两辆车相撞的交通事故处理不好，导致1000辆车堵在那里，那对整个城市的影响就很大了。所以说局部的伤害对整体的伤害是比较小的，但因为这个伤害，最后导致能量的郁积，能量的郁积所带来的伤害远远超过局部一个点所带来的伤害。所以，我们治疗疾病的时候，往往不是从局部入手，而是从整体入手，调整能量的重新分布。从这个角度去治疗，症状就迅速缓解了。

针灸有很多流派，有头皮针、腹针、脐针、传统针灸、靳三针、董针，等等。其实都是在调背后的这股气，是相通的。今天由于时间有限，用一个小时来讲针灸，不可能把所有的针灸都讲一遍。讲一个我熟悉的，我自己创立的阴阳九针，通过阴阳九针的阐述来抛砖引玉。希望大家借这个阴阳九针来领悟其他门派的针法，这样大家就能融会贯通。

阴阳九针治病的核心是"能量、通道、目标"。

第一，"能量"，就是体内的一股气，是一股无形的能量。很多病人得了肩周炎，肩膀不舒服，扎一针就好了。只要扎过阴阳九针的病人都知道，起效非常快。好了之后，没过几天又复发了。这说明什么问题呢？可能是能量不足，就是他这个人的气不足。你虽然用针帮他把局部的郁堵疏通了，但他后续的气不够。所以这是气的问题，能量的问题。在用阴阳九针的过程中发现这个问题后，我又创立了太极周天灸，建议病人做艾灸，用艾灸来气化阴邪，把能量扶起来，能量足了这个病就好治了。

第二，"通道"。中医讲不荣则痛，不通则痛，所有的痛证都与通道不通有关系。任何地方的通道堵了之后，会形成什么格局呢？在郁堵点的前方出现虚证，因为气过不去，所以前方是虚证。郁堵点的后方是实证，因为后面的能量郁积，能量走不了，不通，所以郁积。就好像交通事故一样，高速路上出了车祸，堵了，后方的车都停下来，堵得很长，后面是个实证。前面没有车，因为交通事故，车过不去。所以任何一个能量郁积点，当通道不通之后，都会呈现一个虚和实的状态。把能量疏通之后，后面郁堵的车过去之后，后面的压力减轻，前面的虚证就缓解了，所以这个通道很重要。

第三，"目标"。能量从什么地方调到什么地方去？这得需要一个目标。比如说，我现在要把能量从上面调到下面来，病人头痛、恶心、刷牙牙龈出血、反酸、打嗝，阳气郁积在上面，要把阳气调到下面来，这就是目标。起点在上面，终点在下面。

目标要清楚，通道要清楚，能量要清楚，就这三点。把这三点找到之后，人体的气就由你来调，你想怎么调就怎么调。

针法分为三个境界。第一个是初级针法，"以象驭针"。把人当作一个小宇宙的话，每一个部位、每一个关节、每个肢体、每一个部件，都是一个小宇宙，都是整个人的一个全息。比如说，我们的手掌是一个人，大拇指、中指、鼻子、面部也是一个人的全息，我们的头顶也是一个缩影，无处不是象。局部就是整体，整体也是局部，每一个局部都是整体的一个浓缩。

我们治病的时候，可以从局部入手来解决整体的问题。"以象驭针"，调局部的象。哪里不通，就在局部找出来这个象调整就可以了，把通道疏通，通过局部的象的疏通来调节整体的气的运行。

第二个是中级针法，"用针调气"。当局部扎针不能满足身体病情需要的时候，就要号脉，要判断整体能量的虚实状态和分布，从整体进行调整。把左边能量调到右边，右边能量调到左边，上边能量调到下边，不单单把通道疏通，还要从整体气的方面考虑问题，叫"用针调气"。

第三个是高级针法，"用针调神"。当神定的时候，气自然就不凌乱了，所以高级针法有很多调神的针法。

因为时间有限，我们从"以象驭针，以针调气"两个方面来讲解一下。

所有的局部都可以代表整体。比如，你把大拇指想象成一个人。为什么我们选择大拇指而不选择其他手指呢？因为大拇指在手指中是最灵活的，大拇指虽然小，但在脑袋里的能量区域是很大的。一个大拇指胜过其他四个手指的能量区域的总和，所以选大拇指是取巧。第二，因为手之三阴从胸走手，手之三阳从手走头，手是胸和头能量的交界点，所以通过调手指头，就可以改变胸腹部的气机和脑部气机的转化问题。"宇宙在乎手，万化生乎身。"通过调手指末端，可以解决很多问题。所以，选择大拇指作为一个象去研究整个人，是很有代表性的。

把大拇指作为人来研究的时候，要把大拇指先分阴阳（图10-1至图10-

3）。"一生二，二生三，三生万物"，大拇指是"一"，找到"一"之后，再分"二"，就是分阴阳。大拇指的背侧，对应人体的背侧，属阳；大拇指的腹侧，对应人体胸腹部，属阴，所以"一阴一阳谓之道"。

　　大拇指是"一"，大拇指的背侧和腹侧就是"二"。分为"二"之后，我们再到大拇指的背腹侧和人体的背腹侧一一对应去找相应部位，把人体的整个信息归拢到大拇指上。

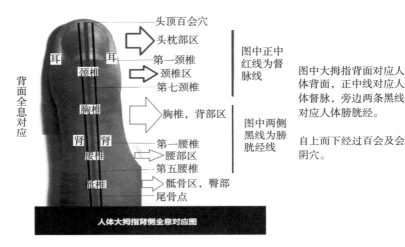

图10-1　拇指背侧全息对应图

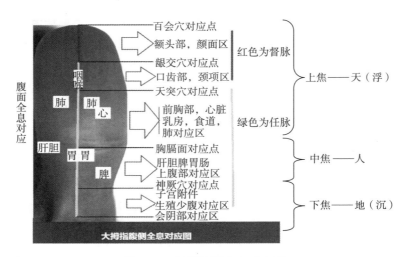

图10-2　拇指腹侧全息对应图

大拇指背侧对应人体背侧，指甲下缘大概三四毫米的区域对应颈椎。很多病人说颈椎长期不舒服，颈椎不舒服的时候，找个筷子或圆珠笔在这里刮一刮，按一按，一边按或刮，一边活动脖子，很快颈椎就好了。有些人表示怀疑，没这么简单吧？就这么简单。

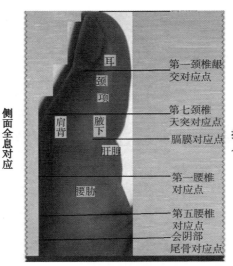

图10-3　拇指侧面全息对应图

　　阴阳九针创立之前，我们就用按摩棒在大拇指的各个地方按摩探查，把各个部位一一对应研究出来。大拇指的指骨和掌骨交接的地方对应腰部骶骨附近，如果在这个地方看到一些米字纹路或者纵条纹，就反映你的腰部不舒服，在这些地方按摩就可以解决腰部的问题。

　　颈椎、腰椎、胸椎、背、肾……在大拇指上都可以找到一一对应的地方。阴阳九针初级针法讲究以象治象，腰不舒服就在大拇指上找对应点按摩，这就叫以象治象。这是一种最粗浅的、见效最快的方法。它不存在调气的问题，直接扎就有效，按摩也行。

　　人体胸腹部、咽喉、乳房、肺、心、肝等都在大拇指腹侧这一块找到对应点。从大拇指尖到指根画一条正中线，就对应人体正中线，然后再左右分，如果不知道心、肝、肺在什么地方，可以找人体解剖图看一下。

有时候不需要了解哪儿是肝，哪儿是心，哪里不舒服，直接在对应的区域按摩就可以了。比方说，大拇指腹侧指关节处对应人体的膈，膈右下侧不舒服，不管是肝还是胆，在这个区域按摩就行了。你身体哪个区域不舒服，就按哪个区域。按的时候，不是点按，而是上、下、左、右按，上下大概3～5毫米的距离。

人体两侧就在大拇指两侧的对应的区域，在此处按摩就可以解决很多问题。这种以象治象是最初级、最简单、最原始的治疗方式。如果你不会扎针，找个筷子头在大拇指上按也可以。人体哪里不舒服，按大拇指的对应区域就有效。按的时候，轻轻地刮一刮，你会发现大拇指皮肤下可能会有小水泡（疙疙瘩瘩的感觉）。你把它按破，体内的不舒服就会迅速缓解。

比方说头顶痛，在大拇指的顶端按一按、压一压，效果也很好。有时候，你不敢扎针，可以找根牙签，在大拇指顶端按一按，不用破皮，也可以起到同样的效果，一会儿你的头顶痛就好了。

为什么会这么有效呢？因为人是一个小宇宙，人体的每一个器官、每一个肢体、每一块骨头，都是人体的一个全息。局部就是整体，整体就是局部。万物是一体的，人身上所有的部件都是一体的。所以我们可以通过调局部来解决整体的问题，这是一个方便善巧的法门。

今天的知识点可以提升到理论高度上去。比如人体上焦的气降不下去，浮在上焦，牙龈肿痛、恶心、胃胀、胸闷，要把上面的气收到下面，通过什么收最快？在人体正中间有一个中脉，也就是我们说的"万物负阴而抱阳，冲气以为和"，就是冲脉。要把气收下去的话，可以用大拇指上的螺纹作为进针点，向下垂直进针，一直扎到大拇指的根部，扎得稍微深一点，贴骨的状态。这时候就可以把上面的气收到下面去，就可以打通人体的冲脉。

阴阳九针第一针：通天彻地（图10-4）。

通天，天是头部；彻地，是把上面的气输入到下面去。通天彻地，从天部到地部全部疏通，所以这一针可以解决很多问题。

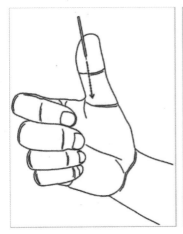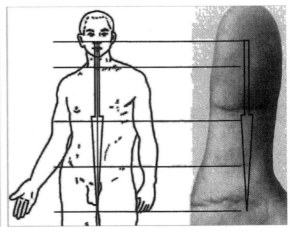

图10-4 阴阳九针第一针——通天彻地

　　扎这一针的时候有点疼，但是如果一边进针，一边让病人咳嗽，转移他的注意力，一咳针就进去了，再咳嗽针再进去一点，一般病人咳个两三下，这个针就扎进去了，速度要快，要果断。病人一边咳一边进针，当咳的时候，病人的整个肌肉是放松的，毛孔是打开的，以此为契机进针，病人就感觉不到疼。

　　尤其在治重病时，比如说哮喘发作的时候，感到胸闷，憋闷得很厉害，一扎进去胸闷立马缓解了。还有当癫痫发作的时候，口吐白沫，角弓反张。这时候把"通天彻地"这一针扎下去，痰跟着气往下走，病人很快就缓解了。

　　通天彻地针，对于解决很多急病、大病非常管用。凡是浊阴不降，瘀堵在上面的，用了就有效。

　　通天彻地针还可以治很多内伤病，把人体内的气机从上到下整条主干打通，就像北京的长安街，是东西向最宽最长的街道。第一针通天彻地，就是把一个大的通道打开。

第二针：飞龙在天（图10-5）。

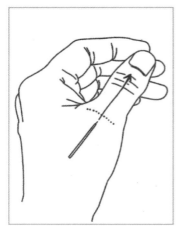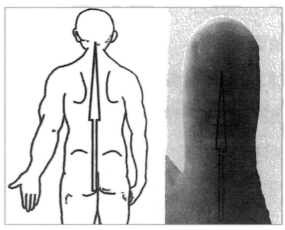

图10-5　阴阳九针第二针——飞龙在天

龙代表阳气，就是把下面的阳气升到上面去。第一针是通天彻地，把上面的阳性物质由阳向阴转化。而由阴向阳转化，我们就称为飞龙在天。这一针是从手大拇指的背侧正中心进针。如果把大拇指看成一个人的话，拇指背侧正中心就相当于人体的督脉。从拇指背侧正中心扎到上面去，效果非常好。多用直径0.25毫米、0.3毫米的针，稍微粗一点的好扎些。很多初学者，用的针是0.18毫米或0.2毫米，针很细，当针太细的时候不好扎，有时候甚至扎不进去，用粗一点的针扎的时候，就用提捏进针法。用左手把病人的皮肤捏起来，右手执针去扎，叫提捏进针法。一边进针，一边提捏，让大拇指下面的皮肤隆起来，再扎过去。

有些学员自己给自己扎的时候，他用夹围巾的夹子，把皮肤捏起来，然后自己慢慢扎。只要能扎进去，就有效果，就能解决整个脊椎的问题。我有一次治疗一例强直性脊柱炎，病人说脖子僵、后背僵、伸不直，难受得很。扎完一针"飞龙在天"之后，病人就说浑身发热，脖子也暖和了，背也暖和了。

所以不要小看这一针。这一针就相当于从骶骨一直扎到颈椎第七颈椎，把胸椎、腰椎全部疏通开。虽然只是一寸半、不到两寸的针，但是能把整个督脉全部疏通，是个非常好用的方法。腰痛、背痛，也都可以用这个针法。尤其是脊柱正中央这一条不舒服的，一用就有效。

有些人不会扎针，怎么办呢？可以买辣椒风湿膏、辣椒风湿贴，把它裁成两三毫米、三四毫米宽的细条。沿着扎针的方向贴上一条，贴上之后，辣椒风湿膏会发热，会持续地刺激里面的经脉，然后你会发现背部舒服了。

还可以用一根牙签（大概一寸长的牙签）搁在皮肤上面，用胶布缠起来，稍微加压，没事就按着。比如说在左拇指背侧正中心放个牙签，用胶布固定，没事时用右手按一按、揉一揉牙签，对局部具有刺激和挤压作用。这么按会对整个督脉起到刺激作用，疏通督脉。这就像我们在耳穴上压一个王不留行籽，没事就揉一揉，就这么简单。

第三针：导龙入海（图10-6）。

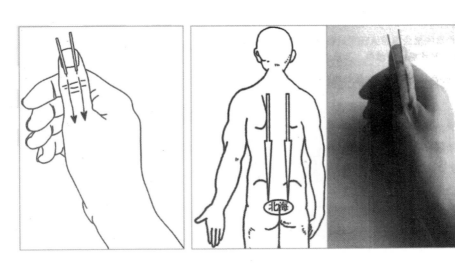

图10-6　阴阳九针第三针——导龙入海

背部除了督脉往上升之外，还有两条膀胱经是从上往下降的。

提一下阴阳九针的思路。为什么叫阴阳呢？因为人体的气机有升有降，构成一个循环。背部的气机是从督脉往上升，两侧往下降为主，构成一个循环。如果只升不降的话，背部的气机不能构成一个循环。所以我们调背部气机的时候，一般扎上一针"飞龙在天"之后，再在两侧扎上两针"导龙入海"，构成一个升降，这样可以让整个背部的气机转起来，效果比单扎"飞龙在天"要强很多。这是第一个思路。

第二个思路，人体上焦的气借助膀胱经往下收，许多人背部膀胱经受寒之后，背部肌肉是僵硬的，膀胱经两侧的肌肉都不舒服。扎"导龙入海"之后，整个背部肌肉非常舒适，这就是"飞龙在天"配上"导龙入海"。

"导龙入海"是什么意思呢？龙代表阳气，海代表下面的肾水，先天之精。骶骨又称为北海，它藏着先天之精，所以把上焦这个龙（阳气）收到北海里去，就可以起到补肾精的作用。凡是肾虚腰酸的，腰椎、颈椎、胸椎不舒服的，扎上"飞龙在天"之后，肾虚会加重，因为透支下面的肾精。你再扎一个"导龙入海"，把上面的阳气通过膀胱经收到北海去，构成一个升降循环，效果就很好，不伤身体，不透支身体。

第四针：亢龙有悔（图10-7）。

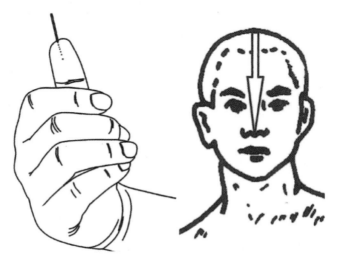

图10-7　阴阳九针第四针——亢龙有悔

人体的气，督脉和任脉是不相衔接的。我们经常说督脉升、任脉降，督脉和任脉同起于胞宫，一源而三歧，任脉是往上走的，督脉也是往上走的。道家的修行人，通过"搭鹊桥"（把舌头卷起来，舌顶上腭）和调呼吸（吸气时气从督脉往上升，呼气时气从任脉往下降）构成任督循环，叫吸升呼降。

有些人修行练功的时候，刚开始"搭鹊桥"要有意为之，后来时间长了，身体自己就会舌抵上腭，变得非常简单。因为任督循环越来越通畅的时候，自然而然地就衔接起来了。没有修炼过的人，没有练过功、打过坐，这时候督脉往上升，阳气都浮在上焦，阳气浮在头上，督脉就不能和任脉相衔接而循环起来。

扎"亢龙有悔"的目的就是把任脉和督脉衔接起来，这时你再配合呼吸，吸升呼降，浮在额头上的气就可以迅速调到下面去，构成任督循环。

这是个非常巧的方法。凡是头昏脑胀的病人，号脉左右手寸脉都比较大，气都浮在上面，扎上一个"亢龙有悔"，气就下来了。

第五针：天人合一（图10-8）。

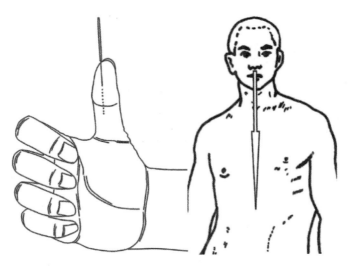

图10-8 阴阳九针第五针——天人合一

天代表天部，人代表人部，地代表地部，天地人三才。把人分成三部分，膈以上为上焦天部，膈到肚脐为中焦人部，肚脐以下为下焦地部。很多病人中焦脾胃不好，上焦肺气郁闭，这时扎一个"天人合一"，把上焦的气和中焦的气进行疏通。

那扎第一个"通天彻地"不就行了吗？因为"通天彻地"扎得比较深，通过大拇指关节也比较有难度，而扎"天人合一"相对简单很多。凡是胃不太好的，肺气很亢的，扎个"天人合一"，对咳嗽、胸闷都有好处，因为"天人合一"把上焦的气和中焦的气往下收了。

这个针看着疼，其实不疼，只要一边扎一边咳嗽就不疼。我们临床碰到很多病人，针扎下去，几秒钟就缓解了。

第六针：针通人和（图10-9）。

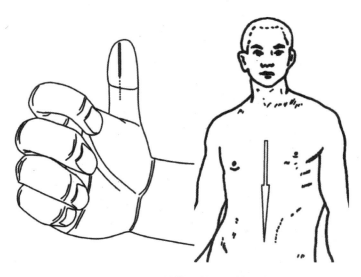

图10-9　阴阳九针第六针——针通人和

人就是人部，在大拇指腹侧指间关节线这个地方，相当于膈。凡是胃胀的，肝胆不舒服，中焦不通的，都可以在此处行针。如果身体正中线不舒服，在正中线扎上一针，偏右的在右边扎，偏左的在左边扎，不一定要在正中扎、在不舒服的地方扎，主要是疏通中焦。很怕疼的人，可以用按摩棒、棍子、筷子刮一刮、按一按就好了。

胃气一降，十二经脉皆降。胃气不降，所有的阳气都浮在上面。冲脉为十二经脉之海，冲脉的降依附于胃，冲脉的升依附于肾。现在很多人晚上睡不着觉，多梦，刷牙恶心，牙龈出血，反酸打嗝，脾气不好，都与胃气不降有关系。在大拇指腹侧中间，对应胃这个区域，揉一揉、按一按、刮一刮，睡觉之前搓三十下，睡眠就好多了，就这么简单。临床上治胃胀的时候，"针通人和"扎下去，可以瞬间把胀消掉，就好像把气放了一样，效果非常好。

第七针：春风拂柳（图10-10）。

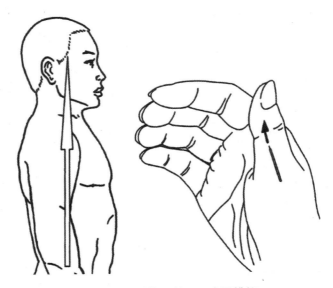

图10-10 阴阳九针第七针——春风拂柳

"春风拂柳"是疏肝的，可治疗肝气郁结。"春风拂柳"可以和"飞龙在天"联合运用。"飞龙在天"是把阳气从督脉往上升，"春风拂柳"是从左侧升。凡是左侧胁痛、腋窝胀的，女性乳腺增生、副乳增生、腋窝胀，都可以扎"春风拂柳"。

没事拍一拍腋窝，疏通一下气机。"肝有邪，其气留于两腋"，因为两侧的气机往上升的时候，腋窝容易堵住，所以可以扎两侧，左侧"春风拂柳"扎上去，可以促进气往上升，是疏肝之法，也可以协助督脉阳气往上升。

阳气升不上去的时候，调理肝脾，主升，只要扎一个"春风拂柳"加"飞龙在天"就可以帮助阳气升上去。降不下来扎"导龙入海"、"针通人和"，一个调胃的，一个调背部降的，就可以把阳气降下去。

第八针：秋风扫叶（图10-11）。

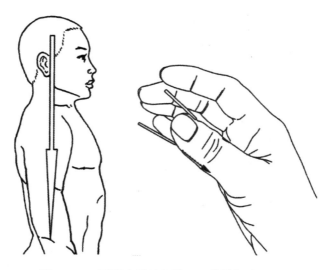

图10-11　阴阳九针第八针——秋风扫叶

凡是阳气亢在上面，通常是胆不降。拇指两侧是胆经所过，凡是脑袋两侧发热、发胀、偏头痛的，一跳一胀的，都是胆不降，扎两侧就可以把气从两侧往下收，称为"秋风扫叶"。

往上升叫"春风拂柳"，往下降叫"秋风扫叶"，这是一个升和降的问题。"秋风扫叶"配上"针通人和"往下降的话，这个气就降得比较好了。但是用针不能全部是降，一定要降中要有升。比方说，你扎上两针"秋风扫叶"从两侧往下降，要配上背部督脉的"飞龙在天"，从正中往上升上去。

有升有降，不能只降不升，要阴中求阳、阳中求阴、升中求降、降中求升。

第九针：海上明月（图10-12）。

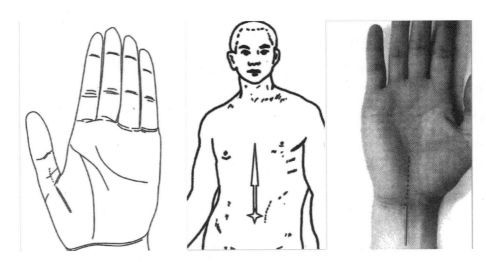

图10-12　阴阳九针第九针——海上明月

这一针扎在大拇指指根部。因为这个地方对应我们小腹部。痛经的、小腹胀的，扎一针就可以疏通这个部位的气机。经常用筷子揉揉大拇指指根和掌根，对子宫肌瘤、盆腔积液、卵巢囊肿、前列腺增生都有好处。这是以大拇指来取象。如果把整个手掌看成人来取象，掌根部大陵穴附近就对应小腹部，这个部位扎针也是"海上明月"。只要把方位定好，无处不是"海上明月"，食指、中指、无名指、小指的指根部，整个手掌的掌根部大陵穴附近也是"海上明月"。

局部是整体，整体是局部。调整个人时，可以用多个局部来解决一个问题。比如扎大拇指指根达不到预期的效果，可以配合扎手掌掌根部。用多个取象，多个小整体来完成整个人大整体的气机调整。

气机是从下面进行气化、蒸腾上去的。凡是整个人气不足的，下丹田气化功能弱的，都可以"扎海上明月"。"海上明月"可以促进下焦阴邪气化，把整个气提起来。"海上明月"相当于一个促进气化的针法。

"飞龙在天"和"春风拂柳"是把整个阳气升上去，"秋风扫叶"、"针通人和"、"导龙入海"是把气从上面降下来。"通天彻地"既可以升也可以降，是调十二经脉之海。"亢龙有悔"是把整个任脉和督脉搭桥，把气衔接起来的针法。

如果能把九针灵活运用的话，就可以把整个人的气机从下搬到上，从上搬到下，后升前降，左升右降，循环起来。九针既是基础针法，也是阴阳九针整个理论体系的核心。大家把这几个针法吃透之后，你可以不在大拇指上行针，可以把这个针法思路搬到脚上去，搬到手掌上去，搬到额头上去，搬到哪里都可以，整个思路都是这样的。

第十针：源头活水（图10-13）。

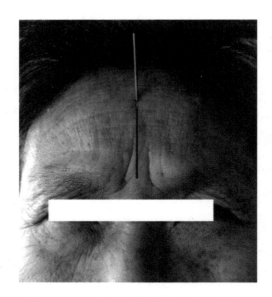

图10-13　阴阳九针第十针——源头活水

如果记不住九针，就记住二针："源头活水"加"海上明月"。

脑袋是阳性能量聚集的一个球，腹部是阴性能量聚集成的球。"源头活水"是从印堂穴上方一寸左右进针，用一寸到一寸半针扎下去，可以调动大脑里的核心能量，解决很多问题。

扎阴阳九针时，阳气不足效果就差点。不管用什么针法，阳气不足时先扎"源头活水"，促进头部阳性能量往下降，然后再扎两针"海上明月"，扎手掌掌根上的大陵穴，这个叫"大海上明月"。两针"海上明月"加"源头活水"，就这三针是基础针法，是一切针法的基础，扎好后可以把上面头部阳性能量往下调，把下面阴性能量往上调，构成一个阴阳（太极）循环。

"源头活水"是把整个头部的阳性能量往下调，"海上明月"是把腹部阴性能量往上调，构成一个阴阳（太极）循环。

这次新冠肺炎期间，我们在网上义诊就只教网友扎这三针，因为教多了也不容易记住。虽然很多人只会扎掌根的"海上明月"，加上"源头活水"，就这三针解决了很多问题，至少我就收到几十个病人病情缓解的消息。

"源头活水"调的是头部深层能量，是高级能量。就这一针可以治疗颈椎不舒服、腰椎不舒服、腹胀、胸闷等。"源头活水"一针可以解决很多问题。因为时间有限，要讲透彻不容易，大家先知道怎么用就可以了。

第十一针：颠倒阴阳（图10-14）。

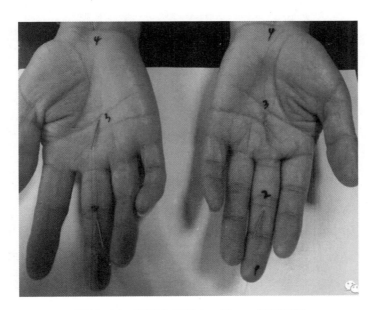

图10-14　阴阳九针第十一针——颠倒阴阳

为什么要"颠倒阴阳"？因为阳在上，阴在下，我们要把阳收到下面去。人体有正中线，任脉、中脉（冲脉）都在正中线上，"源头活水"这个针法也是调正中这条线上的能量。"万物负阴而抱阳，冲气以为和"，守中也好，守冲也好，都在这个正中线上。

我们扎大拇指"通天彻地"，也是在正中线上入手。如果有人扎大拇指疼得很，可以扎中指正中线。"颠倒阴阳"分四针，将整个手掌一分二，沿正中线一路扎下去，扎四个点，分别为中指指尖、中指指根、手掌中央、掌根大陵穴，相当于"通天彻地"变化针法，也相当于"源头活水"的变化针法。用半寸的针也不是很痛，效果也非常好，相当于把整个人的阳气沿正中线收到下面去。

第十二针：天一生水（图10-15）。

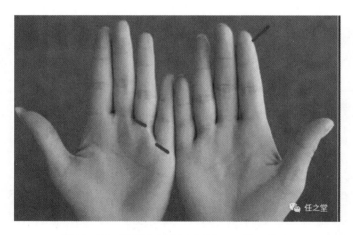

图10-15　阴阳九针第十二针——天一生水

针右手商阳穴和左手少府穴。

阳气浮在上焦，右边是主降的，把右上方能量调到左下方，相当于把肺部能量调左尺肾上去，中医叫"金生水"。现在很多病人是肺气不降，个性太强，脾气太大，右手寸脉很亢，肺气是郁闭的，起不到"金生水"的作用，所以左尺是不足的。

这时候可以用麦味地黄丸，把右肺的能量输送到左尺补肾水。会针法的话，"天一生水"这个针法可以在几秒钟之内把肺里的能量调到左尺去。很多病人熬夜之后，眼睛干涩，腰酸，左尺脉摸不到。扎上"天一生水"后，腰就不酸了，左尺脉就起来了，沉取就可以摸到了。为什么扎右手的商阳穴呢？商阳穴是手阳明大肠经的起点，"商阳二三间合谷，阳溪曲池大肠牵"。右手寸脉浮取对应大肠，沉取对应肺。当右手浮取很亢时对应大肠经。在商阳穴扎针，就是把金气（大肠属金）的力量一路收到左尺去，起到"金生水"的效果。

第十三针：二龙戏珠（图10-16）。

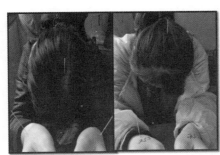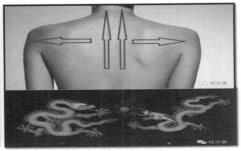

图10-16　阴阳九针第十三针——二龙戏珠

"珠"代表脑袋，"龙"就是左右阳气往上升，就是说左右两边阳气以环抱姿势，像两条龙在戏珠一样，从背部往上向头部汇集。

这个针可以治脑袋阳气不足，记忆力减退，听力、视力减退，脑动脉硬化，脑萎缩，过敏性鼻炎（变应性鼻炎，又称过敏性鼻炎）等。只要脑袋能量不够，它都可以把气调到头上去，效果非常好。对治过敏性鼻炎效果尤其好。治鼻炎有一个鼻三针，是在鼻子局部解决问题；当局部能量不够时再用"二龙戏珠"，从更大的格局制造一个大的场来解决问题，这是"二龙戏珠"的原理。

"二龙戏珠"要扎三针，一个是在头顶百会扎一针，把阳气往上调，然后左右手开天门。天门相当于左右肩胛骨附近，把两个肩胛区的能量往头上调。人体阳气运行的四个聚集方位，两肩胛区，还有两个臀部，这四个区域。扎脚上的太冲穴，就相当于把两个臀部的能量往下释放；扎两个天门穴，就相当于把两肩胛区的能量向四周向上释放。

背部属阳，两个肩胛区、两个臀部，这四个区域叫四关。这四块区域，扎手上的天门穴就可以打开，天门穴在第一掌骨和第二掌骨的交汇点。

因为时间有限，用一个小时讲清楚是很难的。在传授阴阳九针过程中，我最多讲过七天，最少也讲了三天，一天讲八个小时，晚上还要练针。所以现在用一个小时把它讲清楚，有难度。

大家了解了这个原理之后就好办了，要知道所有的针法都是在调整气的重新分配，该升就升、该降就降、该开就开、该阖就阖。首先要判断气处于什么状态，然后借助针法调动气的重新分配就可以了。那么究竟扎什么地方呢？通过取象就可以达到目的。

二、妙用人中

很多人在急症的时候使用人中穴（图10-17），比如说晕厥的时候掐人中。其实人中这个穴位非常好用，因为人中以上是鼻子，吸收天气，是阳；人中以下是嘴巴，吸收地气，是阴。人中是个沟通阴阳的穴位。人快死了，出现脱证了，按人中就可以抢救过来。

很多时候人体是因为阴阳不协调，导致人觉得一会冷一会热，或者前后左右感觉不一样。其实很多病都是阴阳相互转化协调出了问题，是寒热对流、升降对流出了问题，是"中"出了问题。

很多病人跟我说："大夫，我一会冷一会热，吃了小柴胡颗粒还是不行。"我说："你扎了人中再喝小柴胡颗粒看看，你会发现效果完全不一样了。"因为人中就是调这股中气，它能调和阴阳、调和寒热虚实，所以不要小看人中。只要有阴阳不调的病人，我都扎人中，就像很多中医都开生姜、大枣，它们也能调和营卫、调和阴阳。

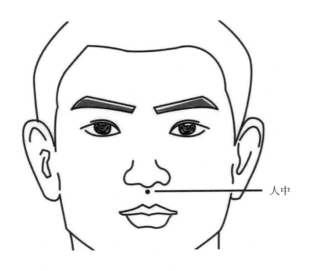

图10-17　人中穴

人中能把阴和阳这股气转起来，就相当于中轴一样。我们说土枢四象，脾胃很重要，人中就是在驱动天地之气、阴阳之气的旋转，所以一定要重视人中。扎人中时，用半寸的针扎，很安全。

三、针法即心法

从神入手：心安神定，统领气血，各归其位。

从气入手：以脉驭针，以针驭气。通过号脉判断能量的虚实、升降的异常。就是说，一个病人来了，我们没有先入为主的概念，通过号脉就大致知道气是升不上去，还是降不下来，还是中轴转不起来，是开得太过，还是收得太过。通过调气的升降开阖，把气重新分配。

从象入手：分阴阳，定方位，局部即整体，整体即局部。不管调神也好，调气也好，都需要确定扎针的部位，需要心法指导。比如有的病人说膝盖不舒服，膝盖就对应头部，两个膝眼对应眼睛，鹤顶穴对应头顶。无处不是整体和局部，用这种思维去思考问题的时候，就会发现很多复杂的问题都能轻松解决。

针灸是个庞大的理论体系，所以我们就从核心心法上讲一讲。希望大家听完这堂课之后对针灸有一些了解，学中医的时候找到适合自己的一种针法。你觉得阴阳九针好就扎阴阳九针，你觉得阴阳九针扎得疼，可以去学足底按摩，学腹针也可以，脐针、头皮针、颊针……针法很多。学习的目的是要掌握能量分布的规律，然后去调这股能量的运行就可以了。

　　每个人都希望身体健康，得了病之后希望快点好。我们通过十多天的讲课，让大家明白了人体构成的原理，不一定按照西医的思维模式、按照现代物理学的思维模式来思考，这样你的思维容易被禁锢。人是一个活体，你明白了人体的气机运作机制之后，就可以通过这个机制来调理身体。很多小病其实不用吃药就可以好。

　　从中医思维来讲，人是由精、气、神三宝构成的。神能驭气，能统精，气往上能够养神，往下能够化精，精能够化气，它们三者是相互协调的。所以，我们只要把精、气、神这三块搞好之后，即使生病了也好得快。

　　有很多人说，我是血脉不通、血瘀，调得好吗？我是失眠，调得好吗？我是头痛，调得好吗？我是胃病，调得好吗？我是颈椎病，调得好吗？不管你是什么病，都逃不过精、气、神这三块！所以请大家静下心来，好好地体会一下。

　　调神，我举一个例子。大家谈恋爱的时候，两个人出去压马路，虽然外面气温低，但是也不觉得冷。为啥呢？因为现在的神处于一种亢奋的状态，下面命门这个地方在不停地气化，传递能量。神决定一切，当一个人被焦虑、恐惧、负能量控制住的时候，再好的身体也会被压垮。所以只要神不垮，身体就不会垮。

　　这次新冠肺炎的流行期间，我们接受了很多病人的网络咨询，很多病人其实不是新冠肺炎的确诊病人，只是有点发热，就显得非常着急、焦虑，晚上睡不着觉。在这种状态下，不是肺炎也把人吓个半死。所以神要定得住才行。

"调神为上，清静为宝。"神一定要定得住。如果神定不住，就算很小的病也能搞垮你的身体。当神清静的时候，神不会干扰气，气就能有序运行，叫作"有序化"。气本身就在有序化运行，如果我们的心意识——识神，被吓坏了，神就乱了，神一乱整个气就乱了，整个气乱了之后整个身体的精也乱了，气是受神驾驭的。

所以，我们用药来调这个气的升降开阖，如果你的神不调好，是没有用的。为什么很多病治好后反复发作，因为他的神没有调好。

人的脑袋是个阳性能量的聚集体，腹部是个阴性能量的聚集体。我们脑袋的能量聚集核心在松果体这个地方。所以，不管是道家也好，佛家也好，修行人都会教守窍，守窍守哪里呢？就是印堂，两眉之间是印堂，印堂里面就是松果体，守这个地方。

守这个地方有什么作用呢？当你的气都往这个地方聚集的时候，松果体的能量越来越集中，慢慢的这个能量就会被激活。这个时候，你就慢慢开智，就会越来越聪明。

阴阳九针讲一个象思维，我们前面讲过象思维，一个人，局部就是整体，整体就是局部。我们每个人都是一个小宇宙，每个手指头就相当于我们的头部，在手指指目的地方，就对应印堂。写毛笔字也好，弹古筝也好，弹古琴也好，号脉也好，你只要非常专注地用到指目，虽然意识没有去打坐、没有守窍，但你在守指目的时候，依然可以把能量集中到松果体。它们之间的能量是相通的。

身上无处不是窍，无处不是玄关一窍，当明白这个道理之后，只要你能足够专注，把意识专注到一个点上去，把注意力专注到一个点上去，都可以起到凝神的作用。因为每一个细胞都是一个人的浓缩，一个细胞就是一个人。

"凝神聚气"，当神能够凝住意识不散的时候，气就开始聚起来了。道家的说法叫"气回丹自结"，只要气聚起来，体内的能量就开始聚起来了。这个神，需要凝神聚气，凝神之后，气才能聚起来。

我们古代的传统，小孩子开始上学之前，就搞一个朱砂开智。什么叫朱砂开智呢？就是用朱砂在小孩额头中央点一颗红痣，又称为"开天眼"，寓意孩子眼明心明，好读书，读好书。又叫"开笔破蒙"，这是我国儒学古老相传的启蒙习俗。

为什么要用朱砂开笔破蒙呢？因为这个地方对应里面的松果体，朱砂本身就能够镇心安神。朱砂比较重，是重镇的。很多小孩子在成长过程中好动，"小孩不动，长大无用"，小孩子好动，他的意识是发散的，一会儿搞这，一会儿搞那，生命力比较旺盛，意识比较散。小孩子只有心静下来之后，脑袋才能越来越聪明。小孩子如果不静下来，所有的聪明都叫小聪明。要开智的话，就必须让小孩子静下来。所以，用朱砂开智，在印堂点颗朱砂红痣，借用朱砂的重镇之力，让这地方产生气的凝聚和重镇的效果，神就可以静下来。这是有道理的。

平时大家如果心意识静不下来，妄念太多，你也可以在眉心点颗朱砂痣。

点朱砂痣对智力有好处，那对身体有没有好处呢？体内产生的能量，道家叫炼精化气、炼气还神，当你不停地想，脑袋里妄念太多的时候，每一个念头都在透支下面的肾精。精好不容易转了点儿气，气好不容易调到头上去滋养神，结果却被你白白地消耗掉了。

有一句话叫作"瘦书生，胖和尚"。因为书生的脑袋一直静不下来，心意识一直静不下来，不停地消耗体内的能量，所以身体瘦。而和尚每天打坐，心静，哪怕粗茶淡饭，也会长得胖，因为他的气没有消耗掉，都在聚。所以胖瘦是由意识决定的。意识能够静下来的时候，体内的消耗就少，消耗少才能长得胖，才有抵抗力。当脑袋念头少的时候，自然抵抗力就强。

特别是当脑袋静不下来的时候，就算天天吃海参、燕窝，吃再多的补品，也都转化为气和神消耗掉了。所以只有脑袋越清静，身体才会越好。清静为宝。

看电视里，领导或长期脑力劳动者在思考问题的时候有一个习惯性动作，手指敲桌子或椅子，一边思考一边敲，大家有没有想过这是什么道理？当敲的时候，手指指腹和印堂是相通的，是提醒自己把气聚集到印堂穴，聚集到松果体这个地方去，这个时候思考就非常专注，思考的效率更高，思维意识更加专注。

这个方法对我们的健康有什么帮助呢？当脑袋里妄念很多的时候，当心静不下来的时候，也可以一边唱歌一边用指腹敲桌子，敲的时候尽量重一点，有点疼的感觉。敲得重的时候，指腹的刺激与印堂相通。一边唱歌，一边专注，专注当下。

很多时候，我们眼睛看的是A，脑袋想的是B，嘴巴说的是C，手上干的是D，A、B、C、D同时进行，并不专注。要把眼睛看的、脑袋想的、嘴巴说的、手上干的合而为一，力量才能强大，同时还会减少消耗。

在临床看病，当我用指目足够专注号脉的时候，哪怕上午看100个病号都不会累。不专注的时候，看病不仅累，效率也低，开处方也容易出错。所以越专注越不累，因为专注就是能量积累的过程。我们的身体就是能量构成的，调神的目的就是减少能量的消耗。

我们每个手指尖的指目都和大脑的松果体相对应，平时没事经常把十个指尖相对（图11-1），大拇指指尖按住印堂这个位置，这个时候静静地去感受指尖的跳动。它不仅能让你的脑袋清静下来，妄念减少，而且一会儿脑袋就休息好了。很多时候我们想问题想得脑袋疼，脑袋跟发动机一样停不下来。你按照上面的方法静静地坐一会儿，一会儿身体就恢复了。

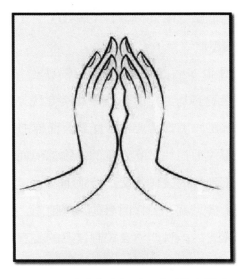

图11-1　十个指尖相对，感受指尖搏动

　　我们人身有两团能量——阴和阳。下焦是阴，阴通过气化向阳转化，朝头顶汇集。在头上汇集之后，脑袋的阳气会向阴转化。所以人活着就不停地由阳向阴转化、由阴向阳转化，S形运行，它不是直上直下的。

　　由阳向阴转化的时候，下焦的阴才有来源。只有心静的时候，体内的气才会由阳向阴转化，由阴向阳转化，循环往复，生生不息。当我们的妄念太多的时候，你感觉没事，其实它会透支下面的肾精——阴性物质，因为上面的阳性物质是靠阴转化的。所以守窍凝神入静就可以减少阳气无谓的消耗，从根本上治愈疾病。

　　很多病人说我的病不好治，有没有什么好的方法呢？我就说你用你的手敲桌子吧。他问敲多少下呢？我说敲两千下，上午一千，下午一千，要一下一下非常专注地敲和数，不要数错。这里面的原理是，当你非常专注地敲桌子时，一千下大概需要15分钟。当你一念不生，非常专注地敲15分钟时，对你的能量来说是一个非常大的积累过程。现在很多人从早到晚脑袋里的念头就没停过，如奔腾不停的野马。如果你能宁静15分钟的话，就是一个非常大的能量积累过程。当你能够上午15分钟，下午15分钟，非常专注地敲桌子的时候，你会发现自己的体质改善了。

敲桌子就可以调理很多病。头痛、失眠、胸闷，都可以调理。很多人说，不可能吧！事实上确实是这样的。当你非常专注敲的时候，你的能量是开始积累的。身体的五脏六腑都需要这个能量。而你的意识从早到晚，24小时就没有静过，你在不停地消耗，吃再多的食物都消耗掉了。当你静不下来的时候，外在能量进不到体内去，你又不停地消耗，所以身体垮得很快。很多病人得了癌症，一个多月就死了，因为他不停地想，担心、着急、恐惧。我们要学会操控这个无形的能量，学会控制自己的心意识，控制这个神，让自己的意识暂歇。你尝到甜头以后就会反复去做，每天可以做个十次八次。

只要有空就专心去做一些积累能量的小事的时候，你会发现有很多办法能调这个神。比方说，当你开车时，看到前面有一个红灯，就有几十秒钟，这时候你不要看手机，把手刹拉起来，挂空挡，你的眼睛死死地盯着红灯，不要产生任何其他念头，让身体休息几十秒钟。其实一天之中有很多这种小片段，当你把这种小片段、零碎时间用来积累体内能量的时候，你的身体就会越来越棒。

我们焦虑或恐惧，是因为我们内在没有力量。就好像你要到一个外地城市，你上了火车，身上只有一块钱，这一块钱买瓶水都不够，打个车也打不起，何况住宿吃饭呢？你的心就慌了。如果你兜里揣着5000块钱，你打车也好、吃饭也好、住宿也好，就都不用担心了，因为生活无忧了。

其实我们感觉到恐惧、焦虑的时候，是因为内在能量不够、力量不够。当你内在能量、力量够的时候，你自然而然会对很多小问题、小事情感到心安而不惧。惧怕是因为你心里面是虚的。一切的恐惧来源于能量的不足，身体内部是虚的。所以当你不虚的时候、心定的时候，反过来会让你的能量越来越足。从这个角度入手，从神入手，可以化繁为简，使身体得到很快的恢复。所有的重病、大病一定要从这个角度去入手，减少消耗，使身体恢复。

所有的焦虑，都是神静不下来、意识静不下来，要学会想办法使意识静下来。

大家想一下，我们的心脏在搏动的时候，会把血输送到全身去，无处不到。身上所有的皮肤、所有的五脏六腑都跟血管相通。我们抛开这些脏器、皮肤，只从心血管这个角度看的话，整个人体就是以心脏为中心，通过血管铺开的一张大网。你把手握成一个拳头也行，十指相对也行，静静地坐在那儿，眼睛轻轻闭上，感受手指间的跳动。因为我们的意识就像一匹野马，需要有一个拴马桩把它拴住，如果你没有一个具体的拴马桩，意识就会飘忽不定，一会儿想这，一会儿想那，到处飘。

当你十指间相对的时候，感受这个十指尖跳动，1、2、3、4、5、6、7……这个跳动跟你心跳的频率一致，你把所有的注意力都放到手指尖的跳动上去。

这个方法比敲桌子好，因为你敲桌子，敲着敲着有可能就走神了。敲桌子时无论是一边唱歌也好，还是一边数数也好，都是为了让你专注起来。而这个方法，当你体会到的血管跳动是心脏的跳动，是内部的跳动，能够吸引注意力向内走，走到内部去。这时候不容易走神，这样就能把注意力这匹野马拴到桩上去了。

感受到血管在跳的时候，你会感觉越来越静；在越来越静的时候，你会感觉到身上其他地方也在跳动。比方说，你坐在椅子上，你屁股上的肌肉跟椅子接触的地方会产生压迫，也会跳动。你穿的衣服压在皮肤上，也有一个压力，皮肤也会跳动。你穿的鞋子束缚着脚，脚也会跳动。慢慢的，你会发现身上很多地方都在跳动，这时候你不要走神，继续关注这个跳动。你会发现全身所有的跳动最后会汇成一股力量，让全身同频跳动，感觉整个人就是一颗心脏。当整个人在心脏的带动之下，像一个大的心脏在跳动的时候，身上会产生滚滚热浪，让皮肤发热，浑身非常轻松，身上所有的疲劳就在心脏的跳动和全身的同频共振下很快消失了。不需要多长时间，只要你进入这样的状态，很快就能消除疲劳。

这就是调理功法的原理——同频振动。操作的时候，你躺着或坐着，做好三调：调眼睛、调呼吸、调姿势。把手掌贴在身体方便处，放在膝盖上也可以，放到肚子上也可以。腰痛就放在腰上，肚子胀就放在肚子上。腹部有包块的，把手放在腹部上也行。

调眼睛——眼睛微微闭上，全身放松，自然呼吸，意念放在手上，体会手下脉搏的跳动，然后用很小的、微弱的力量与脉搏同频率共振，进入状态，调理并享受着。

你坐着或者躺着，调整到一个很舒服的状态，呼吸、姿态都调好，然后把手放在身上的某一个地方，哪儿不舒服放哪儿，膝盖不舒服就放到膝盖上面。十个指尖相对，全身放松，自然呼吸，然后感受手指血管的跳动，稍微施加点压力，就能感受到血管的跳动，像荡秋千一样，推过去再回来，推过去再回来。施加压力的目的是让全身血脉产生共振，很快进入共振状态。

有一个窍门，就是要想轻松入静，就在似睡非睡、半清醒的状态，不能太清醒，太清醒脑袋里就会产生妄念，无法专注到手指。你不能睡着，睡着时手指下的感觉也消失了。所以初学者要多练习体验血管的跳动，只要能找到手指下血管的跳动，就能练谐振调理法。我小时候学脉法，太爷叫我体验手指下血管的跳动，这是一个道理。你只要能够清静地体验手指下或皮肤下血管的跳动，你的神就能足够专注，就会活在当下，你的意识凝聚力会很高，这时你就会活得健康。

练功要做到生活化，站、坐、卧都可练静功。人的两个拳头就是你的两个外心脏，经常与内心脏同频紧松微动。看电视时坐在沙发上或盘坐，两手勾握或合十入静，手势多样，触身体任何地方都行。练功的位置无处不是，只要你能体验到血管的跳动、心脏的跳动，把跳动扩大到全身，形成共振。其实你不体会跳动，全身也在共振，只是共振力度不是很强。当我们的心意识、神都专注于跳动，就能把身上的意识、能量、一气加持到心脏的跳动上去。这时候全身跳动的幅度很大，同频共振也大，全身的气脉、血管都通了。

我们体内很多血管都是瘀堵不通的。皮肤干燥、牛皮癣、白癜风、脚气，很多病都与微循环、血管不通有关系。全身共振之后，气也通了，血也通了。

从升降的角度讲，最常见的就两种病，就是清阳不升、浊阴不降。刚才讲的是从神的角度把能量积累起来，第二个是把全身气脉打通，第三个就是清阳不升、浊阴不降。很多人颈椎不舒服，头昏，是清阳不升；咽喉肿痛，咳嗽，胸闷，反酸打嗝，乳腺增生，全是浊阴不降。其实让清阳升上去，浊阴降下来，鞠躬行礼就可以做到（图11-2）。因为当你鞠躬的时候，督脉就拉伸，清阳就升起来了。一鞠躬前面任脉也降下去了，所以多鞠躬就可以起到升督降任的作用。

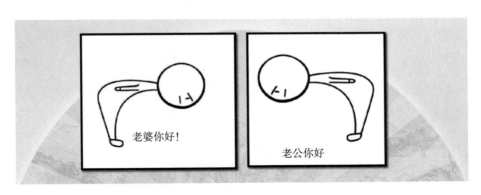

图11-2　鞠躬

有些人得病后到处求医治不好，回家后拜佛，拜一百个，拜得浑身发热出汗，结果一段时间之后，病就改善了。其实并不是佛把病治好的，是你拜的时候，自身的我执、我慢放下了，同时督脉拉伸，任脉下降，病自然就好了。所以拜佛，一个是从心意识、神的层面让你放下一些东西，再者拜佛时督脉升、任脉降，可以促进体内的气机循环，所以拜佛也能治病。

你明白了这个道理，治疗督脉不升、任脉不降就能派生出很多种方法。比方说劈柴，当你专注于劈柴的时候，只要劈十来分钟，督脉就发热，有些人劈柴时不停地放屁，因为督脉一升，任脉一降，阳气从后面升上去，浊阴从前面降下来。

其实生活中有很多动作都可以让你的气机恢复，关键是很多人啥都不干，天天看手机、发脾气、烦躁。比如跪着擦地也可以恢复气机，擦地时手腕的活动可以促进督脉升、任脉降。太多的方法可以治病，挖地也可以。只要你多劳作，专注于劳作，学会专注地生活，就能治病。

人与人想法不同，有些人知道心法，如饮甘泉，立马实践，就获得好处；但有些人非常执着于术，比如说练谐振调理法，有些人静不下来，做不到，现在心脏不舒服，胃也不舒服，腰也不舒服，脑袋一念不生也做不到，敲桌子也敲烦了，那我们就教一个术——拍打八虚。

《内经》里说："肺心有邪，其气留于两肘；肝有邪，其气流于两腋；脾有邪，其气留于两髀；肾有邪，其气留于两腘。"这八个大关节内侧为什么有邪气呢？大家看看河流。河流的拐弯处就容易堆积很多垃圾，人体哪里经常不舒展，经脉气血就容易堵在哪里。所以拍一拍这些堵塞处就可以治疗很多疾病，不光是保健，也可以治病。

"肺心有邪，其气留于两肘"，就是说心脏不好，肺不好，咳嗽，胸闷，就多拍一拍肘窝，这里是心经、心包经、肺经三条经脉所循行的地方，这个地方拍通之后，心脏就舒服了。这次新冠肺炎，很多人咳血、胸闷，其实拍拍肘窝、刮刮痧、拔拔罐，就能立马缓解。因为你看到的咳血，其实是阳气郁闭在里面，阳气一疏通，胸闷立马就缓解了。所以当大家感觉胸闷、咳嗽不舒服的时候，就多拍拍肘窝。

"肝有邪，其气流于两腋"，人体气机从两侧向上升，很容易在腋窝形成郁堵。腋窝也是心包经所过之处，腋窝下心经有个极泉穴。肝属木，木能生火，心脏的火是靠肝脏向上输送的。长期心情不好，肝郁的时候，心脏就会受累，心脏的气机能量就不够，心经在腋窝的极泉穴最容易堵上，所以极泉穴称为解郁大穴。

经常郁闷的人会在腋窝下长出一个包来，这是心气郁滞之象。多揉揉这个包，揉散了，郁闷就会好很多。容易生气的，没事就拍拍两腋，气滞血瘀、胸闷气短、心悸、悲伤欲哭、多疑、手臂麻木都可以缓解。

平时多弹拨两腋这个地方，可以预防和缓解冠心病心绞痛的症状。弹拨这个部位对心脏有好处，尤其是长期生气导致的心脏不舒服，拍打这个地方的效果不亚于吃速效救心丸。由生气导致的心脏不舒服，拍腋窝就可以收到很好的效果。

"脾有邪，其气留于两髀"，两髀就在我们腹股沟的这个位置，拍打两髀时，不仅能祛除病邪，还能刺激两个穴位——气冲穴（胃经）、冲门穴（脾经）。

气冲穴在人体腹股沟处，大腿根内侧，可以治疗月经不调、不孕、痛经、双脚冰凉等。这个位置也很容易堵住。气冲穴在胃经上，胃经是往下降的。胃经为多气多血之经，这个地方瘀堵后，胃气就降不下去，能量就降不下去，拍这个地方可以促进人的阳气从上往下收。拍打它不仅可以治疗妇科病，对胃气不降的病都可以治。拍完之后你会发现脚会发热，反酸、打嗝也都可以得到缓解。冲门穴是脾经的穴位，脾经是由下往上走的，足三阳是从足走腹的。这两个穴位拍通之后，可以促进胃气往下降，脾气往上升，促进阴阳的循环对流。很多人一边拍一边流泪，一边拍一边放屁、打嗝。放屁时胃气往下降，肠道郁结之气可以通过放屁排出去。

两腋、两髀就相当于四关，是关卡和要塞。拍打就可以开四关，开四关以后整个胸腹气机的升降开阖就会恢复。

"肾有邪，其气留于两腘"，腘就是腘窝，膝盖后面的膝盖窝。每天坚持拍两腘几分钟，不但能治疗腰背痛、坐骨神经痛，还有补肾、养肾的作用。平时我们很少针对这个部位进行压腿拉筋，很多人是坐着，膝关节一弯就弯一天，所以这个位置多是不通的，是瘀滞的。多拍腘窝，可以促进背部经络的疏通，对膀胱经有很大好处。大家可以试一下，鼻炎长期不通气的，拍一拍委中，你会发现拍完之后，鼻子很快就通气了。因为背部整个阳气升不上去和阴气降不下来有关系。拍腘窝，既可以升阳，也可以降阴。

人是由精、气、神构成的。我们讲了凝神调气之法，通过谐振调理法疏通血脉，通过拍打八虚促进体内血脉的运行，排出脏腑的邪气。在精这一块，肾为生气之根。肾精是我们的气产生的根本，生命的原动力来源于肾。气生于下焦，成于中焦，所以我们要惜精如命，勿伐其根。

《内经》里说"醉以入房，以欲竭其精"。就是说喝完酒后同房会耗精。这个肾精非常重要，不仅是同房消耗肾精，凡是生命活动，使用过度的，都会消耗肾精。比如思虑过度，熬夜过度，经常熬夜到两三点，看手机过度，用脑过度，妄念过多……都会消耗生命的本源。因为肾精就是生命的源头和根本。

肾精消耗完之后，没有命门火的时候，就像你家里的液化气没有打火装置了，有再多的气也点不燃。液化气需要一个点火装置，火持续燃烧需要供气。人体的点火装置在肾上，它能持续燃烧，靠脾胃水谷精微的滋养。所以一定要把肾养好，养精蓄锐。所有的大病、重病、癌症晚期，都存在肾精亏虚，死就死在肾上，所以西医说癌症骨转移之后就没救了。骨就对应肾，只要转移到骨上就不好治了，所以一定要爱护我们的肾。

现在网上经常报道猝死。这个人平时看着好好的，突然就死了。这个人并没有什么大的基础病，上个月做过体检还挺好的，突然就倒地死了。其实很多猝死都与透支过度有关系。长期熬夜，长期忘我工作，把下面的肾精透支得差不多之后，就很容易猝死。

长寿与吃好喝好没有关系。现在的生活水平好，都有吃有喝，有些人会猝死，与消耗肾精有关系；更与不清静、意识散乱、神用得太过有关系。所以一定要让脑袋更清静，意识凝聚力更高，气能够由阳向阴转化，让气在体内生生不息，形成一股祥和之气，氤氲之态。

下面说说健康身体心法。

第一，找好处。因为找别人的好处，别人高兴，气往上升，你也受到感染，气也往上升，能量就升上去了。

第二，认不是。认不是，就可以让上面浮躁的气降下来，当阳气浮在上面降不下来时，叫金不生水，阳不转阴。所以"认不是"就可以补肾。凡是肾亏腰酸，腰椎间盘突出的，多认不是，多认错，就有好处。头昏，颈椎不好，清阳不升的，多认不是也是有好处的。

第三，不怨人。怨人伤害很大，长期怨人时体内的能量场是非常低的振动频率。当长期处在比较低的振动频率时，感应到的能量也是低频率的。不怨人就可以让心神清静，与正能量产生共振，才会获得更高的能量。

整个宇宙和个体都是能量构成的。那么我们人体与宇宙怎么和谐相处呢？怎么样让自己健康起来？它是一个能量的传递，不是像水一样流动，不是如同阳光一样照射，也不是中医说的风为百病之长，风把能量吹过来。

如果想获得爱，首先将心调到如何去爱别人的频道。因为只有学会爱别人，才会获得别人的爱。如果想获得关心，首先将意识调到关心别人的频道。一个极度自私的人，是没法获得别人关心的。只有学会关爱别人，那么别人才会关爱你，这是一个正反馈。如果想获得财富，那么首先要学会舍，让别人获得财富。

当你心生恐惧时，就会招来无穷无尽恐惧的能量，因为它是同频共振所感召的。心安而不惧，当心很安定时，就算看到恐怖的东西也不会恐惧。能量法则是用心来调频，就像收音机调频一样。如果调的是负能量的频道，收到的就是不和谐的声音。这个不和谐的声音是靠你的心来调频的。所以，要把心意识调频到一个祥和的状态。你想获得什么就调整到什么状态。所有的能量都是你自己感召过来的，是你自己救了你自己。

能量无处不在，虚空中全是能量，有的人频率高，有的人频率低，你的意识在什么状态，你的心就在什么状态。天堂和地狱就在一念之间，当你的心中是天堂的时候，你就活在天堂里面；当你的心放在地狱的时候，你就活在地狱里。天堂和地狱没有绝对的区分，就在你的心！

? 课后问答

问：中午很难入睡是什么原因？

答：中午不适合熟睡，因为中午时阳气发到最外面，如果熟睡，把阳气收到最里面，醒过来再发出去，对身体不太好。午睡只需稍微眯一会儿，稍微让心脏休息一下就好了。如果忙了一上午，中午比较累的话，可以平躺下来，用一个枕头把脚垫高，让脚的高度超过心脏的高度，借着地球重心引力的作用，促进下肢的血液回流到心脏。当阴血回流的时候，心脏的压力就减轻了，很快心脏就舒服了。这样可以养心。所以中午只需要把脚抬起来，抬个10分钟、20分钟，人就满血复活了。

问：下肢静脉曲张怎么治疗？

答：下肢静脉曲张，本身就是血液循环不好导致的。心脏就是一个泵，心脏要满足身体的循环，必须要提供更高的压力，才能把不通的地方疏通开。你们都在考虑"果"，没有考虑"因"，当你天天穿着裙子站在冷风里的时候，你能不得病吗？当你长期处于潮湿的环境中，你能不得病吗？所以说，如果你不改变不良生活习惯，不改变生活环境，你的病怎么能好呢？

当得了疾病的时候，首先反思，我为什么会得这个病？为什么别人不得？有些女性，一年四季穿裙子，最后得了静脉曲张。不改掉这个坏习惯，病永远好不了。所以，只有把这些不良的生活习惯彻底改了，才能从根子上治好病。

问： 肿瘤用意识集中想，会不会加重病情？

答： 肿瘤是一种阴性物质，叫"阴实"，所以需要体内的阳气来气化它。肿瘤是一个有形的结，之所以会形成这个包块，在你的深层思维意识里，一定有一个无形的能量聚集在那里，比如说长期纠结的东西放不下，这时候体内的气就会郁积，慢慢就会形成包块。所以说，脑场可以把你深层次的意识通过旋转诱导，把那些纠结全部打开，然后有序化起来。

如果得了肿瘤，应该做的是让脑袋的思维意识更清晰一些，更有序化一些，妄念少一些，减少脑袋对能量的消耗和支出。人体绝大部分能量都是脑袋消耗的。你吃了一碗饭，吃了一块肉，这个能量在体内大部分都被脑袋消耗了，所以只要脑袋的能量清静，每天对食物的要求是很少的。

问： 帕金森病是脑神经的问题吗？

答： 帕金森病是脑的问题，与肾虚也有关系，看睡眠情况、大小便情况。很多时候我们都只是看到疾病的表象，就是一个症状，血压高，手抖，只看到这一个表象，没有去深层探求整个人体气的升降开阖，要从整体考虑问题。皮肤上长了湿疹，但这个湿疹可能要从肾上治。一定要从整体入手，不要只看到一个表象。

问： 什么是相火？

答： "相"是丞相的意思，"君"是皇帝的意思，所以除了心脏是"君火"之外，所有的五脏六腑都是"相火"。

问： 如果想多学习中医心法，可以看哪些书？

答： 中医要学会看"无字之书"，慢慢地去悟，要从最基本的道理去悟。就跟看佛家的书一样，有很多佛经，看传统的、非常正统的经就可以了，比如《心经》（《摩诃般若波罗蜜多心经》）《金刚经》（《能断金刚般若波罗蜜经》），有些后人注释的越看越复杂、越看越偏，看比较经典的就可以了。

有些古代医家互相诋毁、互相排斥、互相矛盾，这时候你就无所适从。所以学中医的话，看看《内经》这些比较经典的书籍，把《内经》吃透，基本上中医很多理论就都吃透了。

问：怎么让肝随脾升，胆随胃降？

答：肝气要升上去，需要脾的支持，脾虚的病人一定有肝郁。中医讲水寒土湿木郁，就跟土壤一样，只要土壤的温度不够，是冻土的话，庄稼一定长不起来，所以肝郁病人首先要调脾。胆随胃降，胃气不降的，胆气一定不降，出现胆汁反流。很多人不吃早餐，导致胆汁不降。其实吃了食物，食物在胃里一往下走，胆汁一排出去，胆气就降下去了。规律饮食，就能促进胆气往下降。

今天是最后一讲——中医与《易经》。这是一个比较大的话题，因为时间只有一个小时，我把自己对《易经》的理解，跟大家分享一下，也算是抛砖引玉，希望对大家有所帮助。

提到《易经》，大家都会觉得是算卦的，遇到什么事摇一卦，通过卦象来判断是什么事。其实《易经》不是研究算命的，但它也能预测，也能算命。理解了背后的原理之后，你也可以预测。它是有原理的，就跟中医看病一样。头痛这个症状只是一个表象，它背后的原理是什么？当你明白原理之后，你就会看病了。通过世界上的象，就可以对很多事进行预测。

但是这个预测不能改变事情，有些时候，人的命运越算越薄。为什么会越算越薄呢？当你预测自己这辈子飞黄腾达的时候，你可能就会缺少努力奋斗的精神，那么你的路可能就走偏了，事业就下滑了，甚至就做不成了。当你预算你的事业遇到困难的时候，你一算就算死了，这辈子啥事也搞不成，可能人生就没有动力去奋斗了。所以这个命就越算越薄，建议大家不要算，只需要去做。你只要做，命就可能会改变。命不是靠算出来，是靠努力改变的。

《了凡四训》里讲过一个经典案例。一个姓孔的先生，当时给袁了凡算了一命，袁了凡什么时候吃多少米，这辈子当多大的官，什么时候死，有没有小孩，都算得非常清楚。中途发生的许多事，跟孔先生的预测非常吻合。后来他心灰意冷，放弃了奋斗。最后碰到一个出家师父跟他说，人的命运是可以改变的。当然我们讲这个话题，是希望大家明白《易经》的原理。当遇到什么事，可以预测一下，不要产生恐惧，不管是好是坏，要努力去改变。只有去奋斗、去努力后才会有改变，人生才会活得有意义，愿力才能够实现。

《易经》讲的是啥呢？"易"字上面是一个日，下面是一个月，日月为易。月属阴，日属阳，"易"是变化的意思，所以《易经》是研究阴阳之间的转换。我们中医一直也在研究阴阳。之前讲了11堂课，基本上都是这些内容，如果把前面11堂课听明白后，再来理解《易经》，就稍微简单一些了。

我们经常说：太极生两仪，两仪生四象，四象生八卦。太极就是一，两仪就是二，四象就是四，八卦就是八。《易经》讲的就是从一到二到四到八的演化过程。

两仪就是阴阳，一分为阴阳。阴中再分阴阳，阳中再分阴阳，就是四，就是太阴、少阳、少阴、太阳这四象。四象如果再分阴阳，就是八卦。太阴再分阴阳，就是坤卦和艮卦。为什么我们经常说坤卦对应脾，艮卦对应胃呢？因为坤卦和艮卦同属于太阴。少阳再分阴阳，分为坎卦和巽卦。少阴再分阴阳，分为震卦和离卦。太阳再分阴阳，就分为乾卦和兑卦。这八个卦都是从阴阳分出去的，而阴阳又是从一分出去的，所以《易经》是万物一体，八卦源于一。

《易经》研究阴阳二气的变化，被誉为群经之首，一是说明其重要性，二是说明中国传统文化扎根在阴阳上，扎根在道上。如果不从阴阳入手，不从道入手，那么看所有的传统文化书籍，可能都看不明白。从这个角度入手，你对传统文化的内核很快就明白了，所以《易经》被誉为群经之首是有道理的。

从源头来讲，整个宇宙是道所产生的。道是无形无相的，它就像能量一样。道转变为太极，太极分两仪，两仪变四象，四象变八卦，这个是阴阳的排序。从最原始的一个点，从无形的能量向一转变，再产生万事万物万象。

人体的元气由精所化。先天之精相当于一，这个精分为元阴和元阳，元阴对应水，元阳对应火。水又分为阴阳，分为太阴和少阳，火再分阴阳，分为少阴和太阳，分为四象。这个四象又分为八卦，这些卦象对应五脏六腑。

心和小肠属离卦，离卦的初爻根于元阳，所以心脏属火，小肠属火，它都根于元阳。《易经》这个卦，最下面的爻叫初爻，相当于元阴元阳。艮卦、坤卦、坎卦、巽卦的初爻都来自元阴，是从元阴分出去的，它是以阴为基础的。震卦、离卦、兑卦、乾卦，它们的初爻都是阳爻，都源于元阳，是从元阳分出去的。

再来看一些病的治法。治疗肝郁时，通过补肾健脾疏肝的方式来治疗，补肾阴的时候加一些疏肝的药。其实单纯补肾阴的效果会比较差。因为肝属震卦，震卦属阳，它来自元阳。在疏肝的时候通过补肾阳，然后再来疏肝，效果就很好。黄元御讲一个病叫"水寒土湿木郁"，水寒之后就容易形成土湿和木郁。所以如果元阳这一块不够，就形不成震卦，肝就没有力量，升不上去。

心和小肠属离卦，初爻为阳，根于元阳。心和小肠的问题，如果阳气不足，要补肾阳、元阳，把这块调起来。

脾属坤卦，初爻为阴，根于元阴。胃属艮卦，初爻也为阴，根于元阴。所以当脾胃不好的时候，一定要注意把阴分养好，尤其是胃。如果长期肾阴不足，元阴就会亏虚，胃就会反酸，胃气上逆，会不舒服，所以我们重用熟地黄治胃病效果特别好。反酸打嗝的病人重用熟地黄，效果好得很。

肺为兑卦，初爻为阳，是从元阳分出去的。所以肺不好的时候还要补肾阳。大肠为乾卦，初爻也是阳爻，也根于元阳。

肾和膀胱的初爻为阴爻，根于元阴，肾脏主水。

肝脏属震卦，其初爻为阳爻，肝和胆有差别。胆属巽卦，初爻为阴，根于元阴，所以胆不降的时候，胆囊不好，胆火重的时候要补肾阴，再加上降胃的药。

胆和胃，胆属巽卦，初爻为阴；胃属艮卦，初爻为阴，胆和胃都根于元阴。所以我们治胆、胃不降的时候，一定要把肾阴补起来，把下面的水给养起来。这时候胆和胃就降下去了，光是降胆、胃是降不下去的。同样的，因为胆、胃根于元阴，所以胆、胃往下降的时候也能帮助人体把肾水和元阴养起来，这是一个相辅相成的问题。从这个角度去看，对有些内容的理解会更深一些，这是我的角度。

六十四卦，不要把它想得很神奇、很玄乎，其实就是六十四类象，六十四大类。如果把万物视为一体的话，就是一；分阴阳就是两类；阴阳中的阳再分阴阳，阴中再分阴阳，就可以分为四类，就是我们从四的角度看世界；然后四再分为八，就是八卦，分为八大类来看这个世界；再分下去，就是六十四类。

为什么不再继续分呢？因为分得越细之后就越不好操控，其实最好操控的是一。"天得一以清，地得一以宁，侯王得一以为天下正。"当你守住一的时候，所有的象都是假的。当然我们守一很难，那么就守阴阳。所以中医看病能够守住阴阳的话就很好。

阴阳相互转化，阳可以向阴转化，阴可以向阳转化，阴阳都源于一。所以四象是从阴阳分出去的，阴再分阴阳，阳再分阴阳，从阴阳分出四象，四象也源于一。所以一切都是象，六十四卦是六十四类象，所有的象皆是阴阳演化而成的，阴阳为一所生，复归于无极，这样来理解。

人体内阴阳是一体的，是精所化。精是一，它产生元阴、元阳，再产生气。阴分对应血，阳分对应气，就是这样分出去的。《内经》中说："夫人之常数，太阳常多血少气，少阳常少血多气，阳明常多气多血，少阴常少血多气，厥阴常多血少气，太阴常多气少血，此天之常数。"阴阳比例不一样，才各有各的象，就是这个道理。

乾卦、坤卦、震卦、巽卦、坎卦、离卦、艮卦、兑卦，这八卦相当于阴阳排列的八种组合，各自的阴阳比例不一样。

我们人体的脏腑跟八卦相对应，相同属性的就分到同一类里去。

大自然的万事万物，包括看到的颜色，听到的声音，所有的物件，都可以用八类来概括，也可以用四类或用两类来概括。比如阴阳，凡是热性的、往上升的、明亮的、阳光的都属阳；凡是往下沉的、比较低的、阴暗的、寒冷的都属阴。这是一个二分法。

八卦是把阴阳再细分，那么人体五脏六腑分到八类里面去，这八类有八个特性。

乾卦：天行健，君子以自强不息。属性健，强健。阳刚之气，有能量的，都属乾卦，以健为主。对应大肠、脑、脊椎、督脉、胸部、左下腹、左下肢、男性生殖器。

坤卦：属性顺。以柔顺为主，对应柔顺。男子需要自强不息，女子需要柔顺，性情如水。对应脾胃、任脉、腹部、左肩、肌肉、消化系统。

震卦：属性动。肝气往上升，要动。对应肝脏、双足、神经、筋脉、筋膜、右腰、右胁肋、右肩臂等。

巽卦：属性入。对应胆腑、肱股、右肩、神经、食道、肠道、淋巴系统、呼吸器官。

坎卦：属性陷，往内陷，藏的。我们经常说肾主封藏。对应肾、膀胱、任脉、耳、腰、骨、髓、脑、发、性器官、血液循环、泌尿生殖、免疫系统。

离卦：属性附，附是依附的附，离卦属火，要附到阴性上面，由阴向阳转化。离卦是两个阳爻中间一个阴爻，是附在阴上的。对应心脏、心包、血脉、小肠、眼目、头面部、颈部、胸部、上腹部。

艮卦：属性止，代表静止，大地要宁静、要止。对应脾胃、鼻、手、右下肢、脚背、足趾、背脊、皮、乳房等凸起之处。

兑卦：属性悦，喜悦的意思。对应肺脏、气管、食道、口舌、咽喉、牙齿、左腰、左肋、肛门、皮毛。

八个卦象代表八类，八个属性，对应五脏六腑。可以一直细分下去。

了解这个有什么好处呢？了解之后，我们在治病的时候，可以把人体的卦象和大自然的卦象统一起来，人体和大自然相互对应，能量可以互相补充。

举个例子，我们先从阴阳说起。假如阳气不足，阳虚的话，心跳得慢，怕冷，身体寒，肠道也寒，这时候要吃些温阳的药。

大自然属阳的东西有很多，比如太阳属阳、火属阳、电热毯属阳，所有属阳的东西对阳虚的人都有帮助，只要是这一类的都可以帮你治病。这个理论，按照八卦的形式可以分得更细一些。分得更细的时候，大自然的属性与人体内属性相同的，它们是一大类，能量可以相互转移，就可以起到治疗作用。这其中有丰富的象思维。

《易经》想要学好，必须有丰富的想象力，如果没有丰富的想象力，学起来会很困难。还有一个关键，就是要破相，不要把世界看得太真。你要这样想，世间所有的物件都是由能量转换而成的，只是能量的性质不一样，分为八大类而已。

你会发现这个世界上的万事万物，你能看到的、听到的、知道的所有的事情，都能归入这八大类，这八个卦象。也可以细分为六十四类，八八六十四卦。

如果你认为这太复杂了，分不清楚的话，你就分两类，阴阳两类。有时候不需要分得太细，分得越细越容易走偏。你分两大类的时候就不容易出错。

如果你要针对某些疾病的话，就可以把它稍微细分一下。还有的家人得了病，长期不好的时候，你要琢磨一下对应的脏器、对应的卦象，这样才能让整个身体恢复得快。

很多人心很浮躁，这时候家里的房子装修可选择接近于中式的装修风格，也叫新中式，以白色、黑色、灰色三种颜色为主，这些颜色可以给人宁静的感觉。家里的房子、办公室选这些稍微宁静的颜色，对人的健康是有好处的。

如果你长期思虑过度，心也静不下来，家里再搞那种花哨的装修，华丽的、鲜艳的装饰，这会让你的气更浮。这时候你就会患心律不齐、心动过速、失眠，甚至精神系统的疾病。

《易经》说它很复杂，其实也很简单；说它简单，也很复杂。对于一切的问题，你要去找天下万事万物内在的联系、相关性，这就要有丰富的易象思维能力。你的想象力越丰富，你对《易经》理解得越好，如果你没有什么想象力，你学《易经》就会觉得很困难。

有句话叫：知易者不占，善易者不卜。当你知道了易的规律之后，你不用占卜就可以知道咋回事。影响这些能量变化的是你的心意识，你的房子装修成红色也好，装修成灰色也好，这个装修是你的心意识决定的。

世界上所有的能量变化，都是由我们的心意识决定的。所以你看到的一切都是能量的成像。乾卦也好，离卦也好，这都是能量的成像。你能够看到的，都是与你有缘的，你的心意识跟它有关系，同频共振才感应的到。

那么从另外一个角度讲，我们早上起来发生的第一件事情，可能就是你一天的这个能量的起始状态，这个波动会辐射到你一天的状态中去。举个例子，比方说我有一天早上刷牙的时候，手里的刷牙杯子没拿稳，杯子掉到地上，哐当一声，这个杯子是不锈钢的，没有摔坏，就是哐当一声产生了噪音，就是杯子震动的状态。当时我就存在了一个想法，今天这个能量已经产生了，这个无形的场已经制造出了一种象，这个象会产生震动波，它至少会辐射到今天这一天的相关事情上去。当我到药房上班的时候，刚坐下，药房的小伙子没拿稳抓药的药斗子，哐当掉到地上了。我就跟他说今天这个事还会发生，你们要注意，拿东西要注意安全，要拿稳，不要掉到地上。结果我还没说完，熬药房的小伙子在拿熬药壶时没拿稳，不锈钢壶哐当一声掉到地上，这种事情一天发生了三四次。

当一个事情发生的时候，这个事情会以相类似的方式，在当天的其他场合下同样发生。这就是《易经》里讲的象，这种象就是对未来的一种预测。其实也不是预测，它是这个事情最初发生之后，会以能量波的形式辐射到这一天。

为什么小孩子小时候的教育很重要呢？为什么有孟母三迁呢？如果孩子小时候教育的时候，环境不好，不好的意识能量出现在他脑海中之后，他的一辈子都会受到影响。所以小孩子要养成好的习惯，好的待人接物的习惯，养成好的思维模式，这会影响他一辈子。因为这是一个能量的辐射，就是象，所以说三岁看老。

我再讲一个例子。有一次我给一个心脏不好的病人扎针，他是心动过缓，就是心的阳气不够，跳得没劲儿，胸闷。我把针在内关穴扎上之后，正在想怎么运针的时候，刚好旁边有个人在发动摩托车，一踩踏板，发动机呼呼地响。发动机本身就是摩托车的心脏，然后我就按发动机呼呼的频率运针，周围的所有能量，随时可以调动到相类似的象，你就可以利用它来治病，就这么简单。

宇宙即是你心，你心即是宇宙。每个人都处于能量中心，时时刻刻去守住自己的心意识，心念一动，震动八方。

你的每一个行为，会产生一个能量震动波，以能量的形式辐射到八方，影响无数的人！想成为一个得道的人，必须要慎言、慎行，君子慎独！

很多人想修行得道，成为一个很了不起的人。其实真正得道的、懂道运行规律的、懂能量运行规律的人，他是非常谨慎的。因为道无形无象，就像能量一样，当你真正懂得道的运行规律的时候，你产生的每一个念头、不好的想法都会以能量波的形式影响很多人，你能量越强，影响的人越多。

为什么讲德和道呢？因为有德之后你才能感受到道，你没有德，得道后会害人。比方说，你在马路上跟人吵架，发生口舌之争，制造了这个象，这个象是能量的波动，能量的波动会影响到所有看到你们吵架的人，他们就会受到影响，心情不好，回家会家庭不和睦，工作会出现问题。因为你的能量波已经干扰了所有人。

人人都想得道，先要用德支持道。我的道家师父常说：有德无道终得道，有道无德终失道。

人身即水火。心脏属离卦为火，肾脏属坎卦为水。人一生下来，上面是离卦，下面是坎卦，就是水火、阴阳。《钟吕传道集》曰："天地之机在于阴阳之升降。一升一降，太极相生。"人身也是个升降过程。

离卦居上，坎卦居下。离为火往上走，坎为水往下走，所以构成未济卦。未济卦是六十四卦的最后一卦，以未能渡过河为喻，阐明物不可穷尽的道理。就是说物可以无穷演化下去，还有无限的可能性。因为人一辈子有无限的可能性，所以人的命不是一成不变的，只要你努力去做，就能改变命运。

你手中有生命线、智慧线、感情线，你的生命和智慧掌握在你的手中，不在别人的卦象上。人生就是未济卦，有无穷的可能性。

"顺则凡，逆则仙，只在其中颠倒颠。"顺着性子做的时候生命就会下滑，逆着性子做生命就会上升。所以人生有无穷无尽的可能性。

一个人体内一气的分布状态就可以通过卦象体现出来，这在太素脉法中有描述，我们任之堂脉法一个核心的东西就是脉卦，之前一直没有讲过，今天第一次跟大家分享一下。

六十四脉卦，八个卦象排列组合有六十四个可能。人体有左手寸关尺、右手寸关尺，一共六部。左手寸关尺，天地人为三爻；右手寸关尺，天地人为三爻，一共六爻，六爻组合就是六十四卦，也就是六十四种脉象，但常见的脉卦就是以下几种。

脉卦一：风水涣。右手在上，左手在下。因为右手主降，左手主升，右手代表体阳而用阴的天，天气降为雨；左手代表体阴而用阳的地，地气上为云，形成阴升阳降的状态。

左右手的寸关尺合在一起是六爻，那怎么确定阴阳爻呢？比如右手寸脉浮取有力为阳爻，关脉浮取有力为阳爻，尺脉浮取没有、沉取弱为阴爻，所以右手为巽卦。巽主风，风为阳邪，气往上走，所以右手的气降不下来。

左寸脉浮取不到为阴爻，左关脉浮取有力为阳爻，左尺脉浮取也弱为阴爻，所以左手为坎卦，坎主水。上面为巽卦，下面为坎卦，为风水涣卦。你用涣卦的卦义来解释这个人的脉象和个性会很有意思。

第二种脉象是坎卦。如果右手寸脉和尺脉浮取不到，而关脉浮取力量大一些，右手是坎卦，左手也是坎卦的话，也就是两个手双寸摸不到，或摸着很弱，双尺也偏弱，而双关偏大，这个时候就叫坎卦。上面坎卦，下面坎卦，坎代表什么意思呢？坎代表险阻，堵塞不通。清阳不能升，浊阴不能降，中焦瘀堵，胆胃不降，肝脾不升，中焦之气转不起来。目前这种卦象比较多，比较常见。

如果你体内都是坎卦，整个气场运行输布就出现障碍。你这个能量场辐射出你的家庭、你的事业、你的人脉关系，它都会出现一个坎卦，代表险阻，不顺畅。

当我们向内求，卦象变化之后，体内的气机变化之后，你的能量场对外在造成的影响都是好的、顺的，它就整个都顺了。所以万物是一体的，都是能量波震动相互影响。

第三种脉象是巽卦，就是说两个手的寸脉都偏大，尺脉都摸不到，两个手都偏往上亢，称之为巽卦脉象。这种脉象也比较常见，常见于熬夜、思虑过度、脾气急躁，两个太阳穴一跳就疼，整个气往上升，往上涌。

这种巽卦属风，中医说风为阳性，它是往上飘的。出现这种卦象的时候，容易患脑部疾病、心脏病，心血管意外、脑出血，这种病会在春天大自然起风的时候，风向上吹的时候，阳气往上升的时候加重。

在什么时候减轻呢？秋天减轻。立秋之后，大自然的气往下收的时候，卦象出现变化，尺脉就有根了。

号到这种脉象的时候，说明遇到有风的季节，春天气温回升的时候，头痛就会加重。阳气往外散，皮肤病会加重，失眠会加重。等到秋天的时候，气温下降，阳气向下收的时候，头痛会减轻，皮肤病也会减轻。通过卦象会反映出来，查巽卦的特点，和个性、情绪、事业、家庭都有关系。

第四卦是个兑卦。两寸脉很弱，浮取不到，关脉和尺脉偏大，两手都这样。

从中医的角度解释，叫湿性趋下。湿为阴邪，湿气往下走，阳气郁在下面，关脉、尺脉会大一些。兑卦为泽，泽带有水的意思。有泽就是说水湿重，对应人体的湿气就会重一些。

这种人气血往下沉，所以性格比较沉稳，而巽卦的人性格比较毛躁。

如果家庭中男女都是兑卦，性格都比较沉稳的话，这个家庭基本上没有家庭矛盾，因为男女都没有什么话说，不愿说话，都是气血往下沉，脑袋的气都不往上飘。

两个都是巽卦的话，就吵吵闹闹的，家庭气场都往上飘。所以不同的卦象，对应不同的气场和能量场。最好的卦是乾卦，上、中、下三部分都是一样的。

再分享一个谦卦。上面是坤卦，下面是艮卦，就是大山把自己的位置放得比较低。从脉象上分析，所有脉都是阴，只有一个阳，这个阳对应左寸、对应心脏。这个脉平时也很少见，所有的脉都偏弱一点，只有这个寸脉偏大一点。

君火以明，相火以位，说明心脏的这个位置做得比较稳。君火以明，但很多时候这个左寸摸不到，右寸很亢。左寸该强的时候强不起来，君火这个皇帝的位置坐不稳，大臣闹哄哄的，要造反。当心脏的阳气比较足，心脏左寸稳定的时候，其他脉象稍微弱一点时，这个脉象是非常好的脉象，天下太平，那么人体就很太平。

如何才能达到这个效果呢？

第一条：谐振调理法。谐振调理法就是把整个人当成一个整体的心脏。人就是一个大心脏，有100斤，这个心脏就是100斤；人150斤，这个心脏就是150斤，因为身上无处不是血管。在这种情况下，把十指相扣或两个手握成拳，去体会皮肤下血管的跳动。把心意识加到血管的跳动上去，让所有的血管与心脏产生一个同频共振。当感受到同频共振时，所有的小血管会疏通，共振的力量是非常强大的。大家可以试一试，练完谐振调理法再号这个脉，基本上所有的相火都弱下去了，心脏也很好了。这个脉象趋向于谦卦。虽然是谦卦，但六脉平和，心脉稍亢一点，这种脉象是很好的脉象。

要想把《易经》学好，要这样想：天下没有实物，都是象。你所看到的、听到的，全都是象。声音也好，光也好，物件也好，全都是能量。

第二条：归类法。哪类是属于离卦的，哪类是属坎卦的……把这些归好类。在处理的时候要辨虚实，比如心脏、胃、肝、肾是虚的还是实的？辨了虚实之后，到外面去找对你有补益作用的能量，这时候你的虚就补起来了。

预测呢？其实就是能量波的同频共振。想学好《易经》，想得道证悟的话，首先要控制好这个念头，因为心念一动，震动八方。产生的每个念头都是能量的中心点，这个中心点产生的辐射是好的、吉祥的，那么它会帮助到很多人，这就是德所培育的道。如果产生的都是邪念，不好的念头，它辐射出去，同频共振也会影响很多人。所以《易经》越学越谨慎，越学越"不敢为天下先"。老子说："吾有三宝，一曰俭，二曰慈，三曰不敢为天下先。"从《易经》上讲，它是很有道理的。

人生如棋，一阴一阳，尽显天地大道。《易经》是太极生两仪，两仪生四象，四象生八卦。其实棋盘上落子也是这样的，黑的属于阴，白的属于阳，阴阳之间相互变化，相互呈现各自的象，各自能量的分布。

细节决定成败，有时候一个地方落子错误就满盘皆输。

格局决定成功，有时候太纠结某一个地方的阴阳，结果格局没控制好，活了一小盘，却输了大局。

境界决定成就，下围棋，输赢不要看太重，就算阴阳确定象，也没必要看得太重。

人生也如此，人生看到的都只是象，不是实物。就像一盘棋，阴阳展现的象一样。有时候在下棋时只顾着格局，布了很多局，结果没有一颗棋子是活的。所以最好稳打稳扎，在布局的同时把某一块走活，要有两口气，站稳了左脚再迈右脚，站稳了右脚再迈左脚，这个棋才能保证稳打稳扎，同时要注意格局问题。

所有的格局，所有的细节，都是阴阳转化引起的。有时候本来是一盘活棋，结果粗心大意，满盘皆输。人生也是，阴阳无处不在，时时刻刻都是阴阳的转换，只要一不注意，人生就出问题了。

比如开车的时候，一大意，出了车祸，人生这步棋可能就完了。

再举一个例子，比如说爬山时出了一身冷汗，回家之后把汗一擦，晚上想喝点酒。喝什么酒呢？

喝酒就分阴阳，因为爬山出了汗，喝点白酒出点汗，把受的寒排出去就舒服了。假如说喝冰冻啤酒，阳气一伤，白天受的寒没有散，体内阳气损伤，可能两瓶冰冻啤酒喝下去，开始腰身疼痛、骨节疼痛，就像重感冒一样。

冰冻啤酒属阴，白酒属阳。

就像下围棋一样，一个白子，一个黑子，一步走错，这个病就会加重。

这时候去喝麻黄汤，是阳的，病就好了。假如不喝麻黄汤，去打抗生素，是阴的，这一步棋就走错了。

本来爬山挺好，结果因为回家喝点冰冻啤酒，浑身疼，发热，再去打抗生素，这个病就复杂了。所以人生就如一盘棋，就是阴阳在转换，时时刻刻，每一个点都不能错。只要一步走错，那么下一步就要把它补上，不然一步错满盘错。这就是阴阳的规律，人生如棋，落子无悔。

"黄帝曰：余闻上古有真人者，提挈天地，把握阴阳，呼吸精气，独立守神，肌肉若一，故能寿敝天地，无有终时，此其道生。"大家都想长寿，都希望能够"寿敝天地，无有终时"，但要学会"提挈天地"，这个天地是体内的天地。人是一个小宇宙，体内有天地。"把握阴阳"，体内有阴阳，体外有阴阳，能够把握阴阳，就随时可以去转换，化害为利。"独立守神"，要守神，如果不守神的话，体内的气是乱的。所以把这几项注意好之后，人就能够长寿，就能健康。

《易经》要讲透也不容易，说实话，我也理解得不是很透，我只是从阴阳的角度，从象的角度去理解《易经》，抛砖引玉，希望对大家有所帮助。

今天是最后一堂课，以《易经》结尾，希望大家能够真正放下对相的执着。不管是佛家、道家，还是中医，都在破相，中医说症状是假象，我们要突破症状判断其背后的气机、病机。

佛家说：要破相。凡有我相、人相、众生相、寿者相，皆非菩萨，要从心上去破相。

道家说："常能遣其欲而心自静，澄其心而神自清，自然六欲不生，三毒消灭。"这也是在破相。

中医认为：见痰休治痰，见血休治血，见汗不发汗，有热莫攻热；喘气毋耗气，精遗勿涩泄，明得个中趣，方是医中杰。这还是在破相。

要想真正学好中医，学好传统文化，一定要破相，然后见相非相，一定要找到其背后核心的东西，我们中医称为"气"也好，道家称为"道"也好，佛家称为"空"也好，都是一个东西。从这个方向入手，才能把中医学得比较精深，不然从术入手，什么症状用什么药，什么症状扎什么针，这是没意义的。

? 课后问答

问： 气血不足为什么导致手指头扁扁的？

答： 你用手指掐一下指腹，按下去按了一个窝，看看能不能迅速地弹起来？如果能迅速地弹起来，说明你的气是够的。如果弹不起来，说明你的气不足。

这个象是什么象？就好像蒸馒头，馒头如果蒸熟了，用手一按，会迅速弹起来；馒头如果没蒸熟，一按一个窝，弹不起来，这是气不够。这时吃一些补肾的药，比如金匮肾气丸之类的，把下面的气化功能加强，体内的气一足，自然就充起来了。

前面讲过一个气化小方，就是芝麻加肉桂，比方说50克芝麻加上10克或8克肉桂，一起熬了喝，就可以把气撑起来。

问： 中气下陷是什么原因？

答： 气的升与肝脾有关系，肝脾主升。肝脏为震卦，当体内阳气不够，气化不足的时候，肝脏往上升的力量是不够的。如果中焦的水谷精微不够的时候，营养跟不上，气也会下陷。所以一个是从下面的肾入手，把肾阳扶起来，把脾阳扶起来，把气化加强，然后是心情要好，让肝气往上升的力量强一些。升发的力量一强，自然气就不下陷了。

问： 前两天听余老师说肺为水之上源，正巧有个邻居尿热、尿频，我叫他用一把苏叶泡水喝后发了点小汗，尿正常了。请问余老师啥病证可宣肺，啥情况降肺？

答： 用苏叶宣散发汗，其实叫提壶揭盖，是宣泄法。肺本身有宣发和肃降的功能。所以当你小便不太好的时候，用苏叶来宣发，这时候毛孔一打开，郁闭的阳气一泄掉，小便就会好一些，这是一个方法。还有一个方法，就是在宣发的同时清肺热，就是宣发和肃降同时进行。白茅根也能清肺热，下次用苏叶配点白茅根也可以。

问： 中气下陷怎么调？

答： 补中益气丸，还有张锡纯的升陷汤，都可以。

问： 先天八卦与后天八卦有什么区别？如南方后天方位是离，但先天方位属坤，这怎么区别？

答： 人在出生以前是先天，出生以后是后天，先天为体，后天为用。先天八卦是以乾坤两卦为两极，后天八卦以坎离为两极。